Rafael J. Hasler

Immunphänotypisierung von allogener und autofetaler Amnionmembran

Rafael J. Hasler

Immunphänotypisierung von allogener und autofetaler Amnionmembran

Etablierung eines porcinen in-vivo-Modells

Südwestdeutscher Verlag für Hochschulschriften

Impressum / Imprint

Bibliografische Information der Deutschen Nationalbibliothek: Die Deutsche Nationalbibliothek verzeichnet diese Publikation in der Deutschen Nationalbibliografie; detaillierte bibliografische Daten sind im Internet über http://dnb.d-nb.de abrufbar.

Alle in diesem Buch genannten Marken und Produktnamen unterliegen warenzeichen-, marken- oder patentrechtlichem Schutz bzw. sind Warenzeichen oder eingetragene Warenzeichen der jeweiligen Inhaber. Die Wiedergabe von Marken, Produktnamen, Gebrauchsnamen, Handelsnamen, Warenbezeichnungen u.s.w. in diesem Werk berechtigt auch ohne besondere Kennzeichnung nicht zu der Annahme, dass solche Namen im Sinne der Warenzeichen- und Markenschutzgesetzgebung als frei zu betrachten wären und daher von jedermann benutzt werden dürften.

Bibliographic information published by the Deutsche Nationalbibliothek: The Deutsche Nationalbibliothek lists this publication in the Deutsche Nationalbibliografie; detailed bibliographic data are available in the Internet at http://dnb.d-nb.de.
Any brand names and product names mentioned in this book are subject to trademark, brand or patent protection and are trademarks or registered trademarks of their respective holders. The use of brand names, product names, common names, trade names, product descriptions etc. even without a particular marking in this works is in no way to be construed to mean that such names may be regarded as unrestricted in respect of trademark and brand protection legislation and could thus be used by anyone.

Coverbild / Cover image: www.ingimage.com

Verlag / Publisher:
Südwestdeutscher Verlag für Hochschulschriften
ist ein Imprint der / is a trademark of
AV Akademikerverlag GmbH & Co. KG
Heinrich-Böcking-Str. 6-8, 66121 Saarbrücken, Deutschland / Germany
Email: info@svh-verlag.de

Herstellung: siehe letzte Seite /
Printed at: see last page
ISBN: 978-3-8381-3718-6

Zugl. / Approved by: München, TU, Diss., 2012

Copyright © 2013 AV Akademikerverlag GmbH & Co. KG
Alle Rechte vorbehalten. / All rights reserved. Saarbrücken 2013

Meinen Eltern

Diese Arbeit wurde von der Deutschen Forschungsgemeinschaft und der Daniela und Jürgen Westphal-Stiftung gefördert.

Inhaltsverzeichnis

1 Einleitung 1
   1.1 Deckung von Gaumenspalten mit Fremdmaterial 2
   1.2 Amnionmembran 4
      1.2.1 Humane Amnionmembran im altertümlichen Volksglauben 5
      1.2.2 Mikroskopische Anatomie 7
      1.2.3 Therapeutisch relevante Eigenschaften 11
      1.2.4 Konservierung und Aufbereitung 14
      1.2.5 Bisherige medizinische Verwendung 15

2 Problemstellung 18

3 Material und Methoden 20
   3.1 Tiermodell 20
      3.1.1 Sectio caesarea 21
      3.1.2 Reinigung und Desinfektion des Muttertieres 22
      3.1.3 Durchführung der Sectio caesarea und Gewinnung des Amnions 22
      3.1.4 Aufbereitung des Amnions 24
   3.2 Transplantation frischer Amnionmembranen 25
      3.2.1 Molekularbiologische Untersuchungen 27
          3.2.1.1 Isolation von RNA und Proteinen 27
          3.2.1.2 Quantitative real-time RT-PCR 31
          3.2.1.3 Western Blot 36
          3.2.1.4 Durchflusszytometrie 39
      3.2.2 Histologische Analyse 46
   3.3 Statistische Methoden 48

4 Ergebnisse **49**

    4.1   Quantitative real-time RT-PCR 49

    4.2   Western Blot 57

    4.3   Durchflusszytometrie 60

    4.4   Histologische Untersuchung 68

5 Diskussion **78**

    5.1   Diskussion des Tiermodells 78

    5.2   Diskussion der immunologischen Charakterisierung 80

6 Ausblick **91**

7 Literaturverzeichnis **93**

8 Danksagung **109**

Verzeichnis der Abkürzungen

AM	Amnionmembran
APC	Allophycocyanin
BSA	Bovines Serumalbumin
BTM	Betäubungsmittel
DMSO	Dimethylsulfoxid
ECL	Enhanced Chemiluminescence
FITC	Fluorescein Isothiocyanate
FSC	Forward Scatter
HAM	humane Amnionmembran
HRP	Horseradish Peroxidase
KGW	Körpergewicht
LDS	Lithium Dodecyl Sulfate
Li-Heparin	Lithium-Heparin
PAM	porcine Amnionmembran
PBS	Phosphate Buffered Saline
PE	Phycoerythrin
PI	Propidiumjodid
RPM	Revolutions per minute
RPMI	Rosewell Park Memorial Institute
RT	Raumtemperatur
SDS	Sodium Dodecyl Sulfate
SIS	Small Intestinal Submucosa
SSC	Side Scatter
TBS	Tris-buffered Saline
TBS-T	Tris-buffered Saline + Tween 20

1 Einleitung

Eine Hauptaufgabe der rekonstruktiven Mund-, Kiefer- und Gesichtschirurgie ist neben der Therapie von Traumata und tumorbedingten Defekten die Rekonstruktion von Patienten mit Fehlbildungen. Um der Funktionalität und Ästhetik in einer so exponierten Lage wie dem Mund-Kiefer-Gesichtsbereich gerecht zu werden, ist eine sorgfältige Auswahl geeigneter Gewebe und implantierbarer Materialien erforderlich. Die Transplantation von autologem Gewebe des Patienten ist in einem Großteil der Fälle durch die hervorragenden biomechanischen Eigenschaften sehr erfolgreich. Auch können bei diesem Gewebe durch das Fehlen von Immunreaktionen kaum Abstoßungen beobachtet werden. Trotzdem stellt die begrenzte Verfügbarkeit und die unvermeidliche Entnahmemorbidität eine starke Limitation dieser Therapie-option dar. Diese Nachteile werden bei alloplastischen Materialien versucht zu umgehen. Allerdings liegen die Probleme bei diesen eher in einem hohen Kostenaufwand in Kombination mit einer verminderten Biokompatibilität, aus der schlechtere Heilungsergebnissen resultieren.

Eine Gaumenspalte – isoliert oder mit einer Lippen-Kiefer-Spalte kombiniert – tritt in Mitteleuropa bei circa einem von 700

Neugeborenen auf und zählt zu den häufigsten Fehlbildungen überhaupt (Derijcke et al., 1996, S. 488). Für die chirurgische Rekonstruktion des Defektes stellt das Gewebedefizit im Bereich des Gaumens die größte Herausforderung dar. Zur Vereinigung der Schleimhaut über der Spalte sind umfangreiche Mobilisationen regionären Gewebes notwendig. Dieses Vorgehen, vor allem die Präparation des Mukoperiosts am harten Gaumen, führt jedoch nicht selten zu ausgedehnten Narbenbildungen. Konsekutive Wachstumsstörungen des Oberkiefers sind die Folge (Bütow, 1995, S. 27; Clark et al., 2003, S. 40; Liao et al., 2006, S. 547; Friede, 2007, S. 129; Horch et al., 2007, S. 512).

1.1 Deckung von Gaumenspalten mit Fremdmaterial

Zur Vermeidung der lokoregionären Entnahmemorbidität mit den oben genannten Folgen wurden in jüngster Vergangenheit verschiedene Fremdmaterialien zum Gaumenspaltverschluss vorgeschlagen. Auf der Suche nach dem idealen Transplantat gewinnt die Verwendung von biologischen Ersatzmaterialien und gezüchtetem Gewebe immer mehr an Bedeutung. 2003 publizierten Clark et al. die Verwendung des dezellularisierten Hauttransplantates AlloDerm® (*LifeCell Corporation, Branchburg, New Jersey, USA*) als Hilfsmittel zum Erstverschluss großer

Gaumenspalten (Clark et al., 2003, S. 40). Auch Kirschner et al. untersuchten 2006 zuerst im Tierversuch und darauf in einer klinischen Studie eine Technik zur operativen Behandlung von oronasalen Fisteln mittels AlloDerm® (Kirschner et al., 2006, S. 1431). Ophof et al. überprüften verschiedene Dermissubstrate auf ihre Eignung für die Palatoplastik. Die Implantation dieser Materialien erfolgte am Gaumen des Beaglehundes (Ophof et al., 2004, S. 528; Ophof et al., 2007, S. 2689; 2008, S. 1; Ophof et al., 2010, S. 58).

Allerdings konnte sowohl die Verwendung von IntegraArtificial Skin® (*Integra Lifescience Corporation, Plainsboro, New Jersey, USA*), einem Kollagen-Glykosaminoglykan-basierten Hautersatzmaterial, als auch die Kombination von AlloDerm® mit gezüchteten oralen Keratinozyten keinen signifikanten Vorteil zu konventionellen Rekonstruktionen erbringen. Sowohl Narben-bildung als auch Oberkieferwachstumshemmung fielen nicht geringer aus als bei den Vergleichstieren (Ophof et al., 2010, S. 58).

Die bisherigen Studien belegen, dass stetig an einer Lösung der Problematik gearbeitet wurde. Leider konnte bislang jedoch keine beschriebene Option als Standardmethode etabliert werden. Eine sehr interessante Alternative auf diesem Gebiet könnte in der Verwendung von Amnionmembran liegen. Diese Variante erscheint umso interessanter, da sich durch die Möglichkeiten des heutigen pränatalen Screenings und der Voraussagbarkeit von Fehlbildungen die Chance zur Nutzung des eigenen fetalen Gewebes ergäbe. Zur späteren Nutzung der „autofetalen" Amnionmembran müsste allein die sterile Gewinnung während des Geburtsvorganges und ihre Kryokonservierung bis zur Gaumenplastik gewährleistet sein.

1.2 Amnionmembran

Die innerste Schicht der Plazenta, die vom Fetus gebildete Amnionmembran, wird seit mehr als 100 Jahren vor allem in der rekonstruktiven Chirurgie angewendet (Davis, 1910, S. 307; Sabella, 1913, S. 478). Im Fachgebiet der Mund-Kiefer-Gesichtschirurgie finden sich erste Publikationen über die Verwendung frischer Amnionmembran zur Abdeckung des Mundbodens nach Glossektomie gegen Ende der 1960er Jahre (Kothary, 1969, S. 329; 1971, S. 35; 1974, S. 87) sowie in den 1980er Jahren zur Laminierung entepithelialisierter Pectoralis-Major-Lappen für die intraorale Rekonstruktion (Lawson, 1985, S. 230; 1986, S. 163). Des Weiteren existieren Kasuistiken und Fallserien zur Deckung der exzidierten Wangenschleimhaut nach submuköser Fibrose (Lai et al., 1995, S. 402) sowie die Nutzung von frischer Amnionmembran bei der Vestibulum-plastik (Samandari et al., 2004, S. 574). Mit der zunehmend kritischen Betrachtung der Transplantation allogenen

Gewebes im Zuge der aufkommenden HIV-Problematik in den 1980er Jahren und der steigenden Gefahr einer Transmission wurden strengere Transplantationsgesetze erlassen und die Amnionmembran verschwand in der westlichen Welt fast vollständig aus der Medizin. Erst die Etablierung eines standardisierten Aufbereitungsverfahrens sowie die Möglichkeit zur Kryokonservierung und damit möglichen langfristigen Lagerung führt seit Mitte der 1990er Jahre zu einer Renaissance der Amnionmembran (Lee et al., 1997, S. 303). Gerade die rekonstruktive Ophthalmochirurgie bedient sich gerne der Transplantation von kryokonservierter Amnionmembran in das immunologisch tolerante Auge. Im Jahr 2008 wurden allein in Deutschland insgesamt 2308 humane Amnionmembran-Transplantationen durchgeführt (Meller et al., 2011, S. 243). In der Mund-, Kiefer-, Gesichtschirurgie spielt die Verwendung von konservierter Amnionmembran bislang jedoch kaum eine Rolle und wird allenfalls im Rahmen von Kasuistiken erwähnt (Tuncel et al., 2011, S. 58).

1.2.1 Humane Amnionmembran im altertümlichen Volksglauben

Die frühesten Erwähnungen der Amnionmembran reichen zurück bis in der Mythologie der Antike. Bevor sie aufgrund ihrer vermuteten heilungsfördernden Eigenschaften in der Humanmedizin zur Anwendung kam, wurden ihr in verschiedenen Kulturen und Sagen ein gutes Omen angeheftet. Neugeborene, die mit Teilen der Membran – meist am Kopf haftend – geboren wurden, galten im Mittelalter als mit Glück, Geistesgröße und Großmütigkeit gesegnet. Sie sollten der Legende nach ein gutes und erfülltes Leben haben. Bekannte Persönlichkeiten wie Alexander der Große, Napoleon Bonaparte und Sigmund Freud sollen mit einem sogenannten Caput galeatum (lat.: "Glückshaube") geboren worden sein. Der schon damals aufbewahrte Pileus (lat.: "Haube") galt als besonders wertvoll und glücksbringend. Des weiteren sollte er auch Seeleute vor dem Ertrinken bewahren können und zu überzeugender Beredsamkeit verhelfen (Kerschbaumer, 1999, S. 3). In der Mythologie des alten Ägypten galten diese Kinder gar als Menschen von tiefem Glauben und einer starken Bindung an die Gottesmutter Isis.

Aus anderen Kulturkreisen wird allerdings auch genau das Gegenteil über mit Amnionmembran bedeckte Neugeborene berichtet. In Rumänien und der Ukraine dachte man zum Beispiel, dass diese Kinder zu Vampiren mutieren würden falls die Plazenta nicht sofort beseitigt würde (Kluckhuhn, 2007, S. 32).

1.2.2 Mikroskopische Anatomie

Nach Parry et al. können die beiden humanen fetalen Membranen, Amnion und Chorion, histologisch in acht Schichten aufgetrennt werden (Parry et al., 1998, S. 663). Fünf davon entfallen auf die Amnionmembran (Murube, 2006, S. 114).

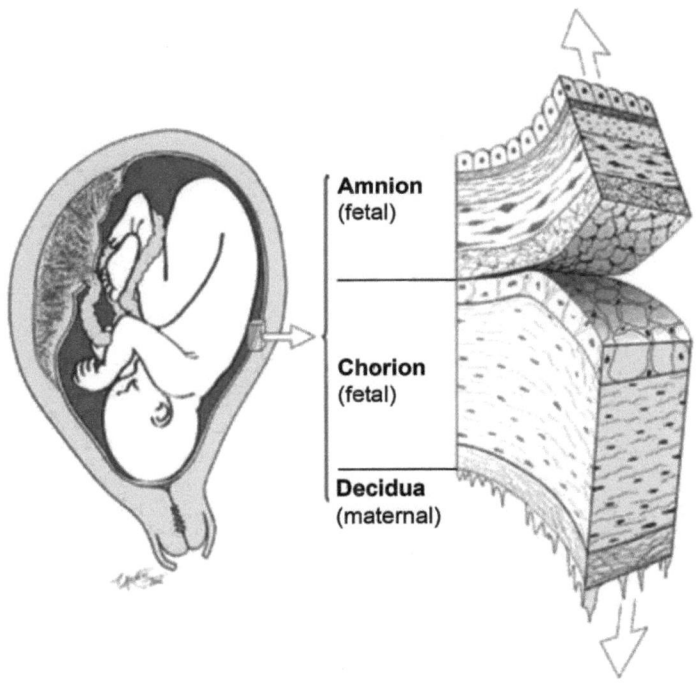

Abbildung 1: Aufbau und anatomische Einordnung von HAM und Chorion (Murube 2006)

Die Amnionmembran enthält weder Gefäße noch Nerven und ist transluzent (Danforth et al., 1958, S. 536; Bourne, 1960, S. 1070; Bourne et al., 1960, S. 952). Sie hat eine Dicke von 0,02-0,5 mm.

In Abbildung 2 sind Amnion und Chorion mittels Hämatoxylin-Eosin-Färbung dargestellt (Menjoge et al., 2010, S. 5007).

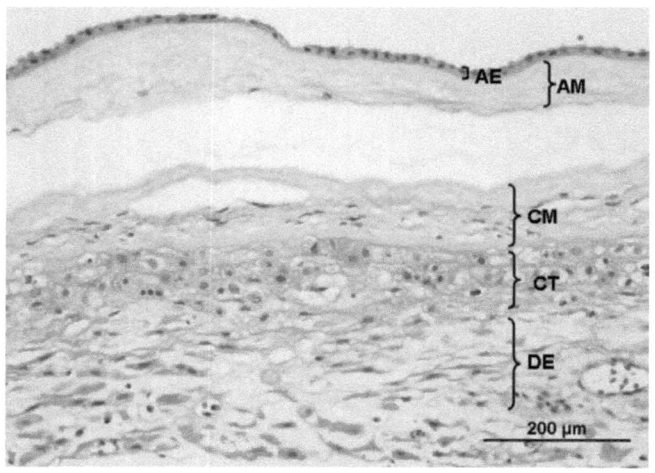

Abbildung 2: HE-Färbung von HAM und Chorion
AE = amniotisches Epithel, AM = amniotisches Mesoderm,
CM = choriotisches Mesoderm, CT = choriotisches Trophoblast,
DE = Dezidua (Menjoge et al., 2010)

Histologisch besteht das einschichtige amniotische Epithel aus kuboidalen bis zylindrischen Epithelzellen mit Mikrovilli an der apikalen Oberfläche und sitzt einer Basalmembran auf. Diese enthält Kollagen IV und VII, Laminin-1 und -5 sowie Fibronektin und ähnelt in ihrem Aufbau stark der konjunktivalen Basalmembran (Fukuda et al., 1999, S. 73; Oyama et al., 2003, S. 939). Das der Basalmembran anliegende Bindegewebe besteht aus drei Schichten. Von fetal nach maternal sind das die Kompakt-, die Fibroblasten- und die Spongiosaschicht. Dabei ist die Fibroblastenschicht am stärksten ausgeprägt und die Spongiosaschicht liegt direkt dem Chorion auf. Wichtige Bestandteile des Zytoskeletts wie Aktin, α-Aktinin, Spektrin und Ezrin, sind bevorzugt an den apikalen und lateralen Zelloberflächen des Epithels zu finden und sind entscheidend für dessen strukturelle Integrität sowie für seine Permeabilität verantwortlich (Wolf et al., 1991, S. 385). Die Substantia propria umfasst eine kompakte Kollagenschicht, welche die Zugfestigkeit der Amnionmembran gewährleistet. Bei der Untersuchung über die Verteilung des Kollagens in der Amnionmembran konnte Kollagen I und III in allen drei Schichten nachgewiesen werden und Kollagen V und VI in der Kompakt- und Fibroblastenschicht (Malak et al., 1993, S. 385). Die aus losem Bindegewebe bestehende Spongiosaschicht ist reich an Muzinen und kann sich durch Wassereinlagerung auf das Doppelte vergrößern. Sie enthält hydrierte Proteoglykane, Glycoproteine und

Kollagen Typ I, III, und IV (von Versen-Hoynck et al., 2004, S. 45). Daraus ergibt sich die Möglichkeit, dass die Amnionmembran relativ frei über das unterliegende, fixierte Chorion gleiten kann.

1.2.3 Therapeutisch relevante Eigenschaften

Bei der Recherche zum therapeutischen Nutzen durch die Verwendung von humaner Amnionmembran ist eine Vielzahl von verschieden Einsatzorten und Indikationen zu finden, deren Wirkung zum Teil widersprüchlich beschrieben wird. Es scheint eine Art ortsabhängige Wirkung der Membran zu existieren. Einen Überblick über die aktuell in der Literatur zu findenden Eigenschaften gibt Tabelle 1.

Tabelle 1: Überblick über nachgewiesenen Eigenschaften von HAM

Eigenschaft	Studienart / Anwendungsort	Literatur
Förderung der Epithelialisierung	In-vitro	Koizumi et al., 2000
Geringe Immunogenität	In-vitro	Kubo et al., 2001
Schmerzlinderung	Brandwunden	Dino et al., 1966
Starke Adhäsion	Wundgrund	Subrahmanyam, 1994
Antiadhäsion	Bauchwandrekonstruktion	Szabo et al., 2000
Antimikrobiell	Dermale Wundheilung	Robson et al., 1973
Antiangiogenetisch	Cornea	Hao et al., 2000
Angiogenetisch	Extraokuläre Wunden	Faulk et al. 1980

Als größter Vorteil wird dabei häufig die beschleunigte Wundheilung beschrieben. Die Ursache dieser Eigenschaft wird in einer signifikanten mRNA- und Proteinexpression verschiedener Wachstumsfaktoren und Wachstumsfaktor-Rezeptoren gesehen

(Koizumi et al., 2000, S. 173). Problematisch ist in diesem Zusammenhang jedoch die zeitlich limitierte Wirksamkeit der Membran. Die frühzeitige Degradation konnte zum Beispiel bei der Behandlung venöser Beinulzera als Problem festgestellt werden (Mermet et al., 2007, S. 459). Des Weiteren zeichnet sich die Amnionmembran durch eine geringe Immunogenität aus, worin ihre Eignung als allogenes Transplantat begründet ist. Nach Erkenntnissen von Kubo et al. spielen dabei immunmodulatorische Faktoren wie Fas-Ligand und besonders das HLA-G-Antigen eine entscheidende Rolle (Kubo et al., 2001, S. 1539). Das HLA-G-Antigen wurde auf den Epithelzellen der Membran nachgewiesen und kann durch Interaktion mit Zellen des Immunsystems eine Abstoßung allogenen Gewebes verhindern. Diesem Mechanismus wird auch bei der Aufrechterhaltung einer Schwangerschaft eine wichtige Funktion zugemessen (Rebmann et al., 1999, S. 14). Andere Arbeitsgruppen konnten bei der Therapie von Verbrennungen eine signifikante Schmerzlinderung bei den Patienten beobachten (Dino et al., 1966, S. 357). Dabei wurde die Membran mit ihrer stromalen Seite auf die Brandwunde aufgelegt. Die starke Adhäsion wurde als möglicher Mechanismus für eine Abdeckung freier Nervenendigungen und die konsekutive Analgesie diskutiert (Subrahmanyam, 1994, S. 331). Die Epithelseite der Membran wurde hingegen bei Rekonstruktionen von Bauchwanddefekten intraabdominell ausgerichtet und ließ aufgrund ihrer antiadhäsiven Eigenschaften eine gute Verschieblichkeit zu, die für die Vermeidung von Narbensträngen ausgemacht wurde (Szabo et al., 2000, S. 125).

Darüber hinaus wurde für die Verwendung von sowohl frischer Amnionmembran auf dermalen Wunden (Robson et al., 1972, S. 503; Robson et al., 1973, S. 144) als auch konservierter Membran auf infizierten Corneae (Heiligenhaus et al., 2001, S. 1969) ein antimikrobieller Effekt beschrieben.

Bei der Charakterisierung hinsichtlich der (anti-)angiogenetischen Eigenschaften liegen für unterschiedliche Einsatzorte sehr verschiedene Aussagen vor. So stellt Hao et al. die erwünschten antiangiogenetischen Eigenschaften der Amnionmembran bei einer Verwendung in der Corneachirurgie heraus und macht die gefundenen Metalloproteinasen, Thrombospondin und Endostatin für diese Effekte verantwortlich. Faulk et al. stellte bei der Verwendung als dermale Wundauflage histologisch und immunhistochemisch eine deutlich gesteigerte Gefäßproliferation nach (Faulk et al., 1980, S. 1156).

1.2.4 Konservierung und Aufbereitung

Die Transplantation von frischer Amnionmembran ist in westlichen Ländern heutzutage obsolet (Ganatra et al., 1996, S. 126). Aktuelle Protokolle, welche nach Vorgaben der Food and Drug Administration (FDA) erstellt wurden, sehen vor, dass die vollständige Plazenta durch Sectio caesarea steril gewonnen wird und bei den Spendermüttern vorher ein Ausschluss von HIV, Hepatitis B und C, Treponema pallidum sowie BSE und Creutzfeld-Jacob stattgefunden haben muss (Fernandes et al., 2005, S. 643). Andere Autoren empfehlen zusätzlich die Untersuchung auf Toxoplasma gondii und CMV sowie den Ausschluss von Spenderinnen mit einer Malignomanamnese (Tyszkiewicz et al., 1999, S. 85; Pruss et al., 2002, S. 235; Ravishanker et al., 2003, S. 269; von Versen-Hoynck et al., 2004, S. 45). Bevor die Transplantation durchgeführt wird sollte zudem noch eine mikrobielle Testung der Konservierungslösungen stattfinden.

Zur Langzeitkonservierung stehen heute verschiedene Techniken zur Verfügung (Fernandes et al., 2005, S. 643). Die beiden häufigsten Verfahren sind zum einen die Kryokonservierung mittels eines organischen Lösungsmittels (Dimethylsulfoxid; DMSO). Hier kommt es zu es einer partiellen Devitalisierung und somit zu einer Reduktion der Immunogenität der Epithelzellen. Die biomechanischen Eigenschaften der Membran bleiben allerdings weitestgehend erhalten (Hennerbichler et al., 2007, S. 1). Die andere Methode beruht ebenfalls auf der Kryokonservierung, allerdings mit Dulbecco's Modified Eagle Medium (DMEM) und Glycerol, welche eine Langzeitkonservierung von bis zu fünf Jahren erlaubt. Durch den Einsatz des Glycerols kommt es zu einer vollständigen Devitalisierung der Zellen (Kruse et al., 2000, S. 68; Hennerbichler et al., 2007, S. 1). Entsprechende Transplantate können also ausschließlich als Scaffold in der transplantierten Region zur Wundheilung beitragen (Maral et al., 1999, S. 625; Kruse et al., 2000, S. 68). Daneben existieren noch weniger verbreitete Konservierungsverfahren wie die Lyophilisierung und Gamma-Bestrahlung (Gajiwala et al., 2004, S. 73), die Verwendung von Peressigsäure und Ethanol (Pruss et al., 2002, S. 235; Pruss et al., 2003, S. 34) sowie die Silbernitrat-Imprägnierung (Haberal et al., 1987, S. 159; Singh et al., 2008, S. 64).

1.2.5 Bisherige medizinische Verwendung

Als die früheste wissenschaftliche, schriftlich dokumentierte Anwendung eines frischen humanen Amnionmembrantransplantats gilt die Transplantation von einer Kombination aus Amnion- und Chorionmembran im John Hopkins Hospital in Baltimore,

Maryland. Im Jahr 1910 publizierte Dr. John W. Davis den von seinem Schüler William L. Thornton stammenden Vorschlag, einen Teil der Plazenta als Hautersatz auf dermale Wunden zu transplantieren (Davis, 1910, S. 307). In den folgenden Jahren wurden, auch aufgrund fehlender synthetischer Alternativen, verbrannte und ulzerierte Körperoberflächen mit frischer Amnionmembran als Hautersatz behandelt (Sabella, 1913, S. 478; Stern, 1913, S. 973). Erste Berichte über den Einsatz von Amnionmembran zu rekonstruktiv-chirurgischen Techniken wurden Mitte der 1930er Jahre berichtet. Hier wurde die Membran zur Vaginalplastik bei Scheidenagenesie genutzt (Brindeau, 1934, S. 385; Burger, 1937, S. 2437). In den 1940er Jahren fanden dann erste Versuche zur Konservierung der Amnionmembran statt. Das als "Amnioplastin" bezeichnete Material wurde unter anderem als Duraersatz, bei der Neurolyse, bei der Tenolyse und bei der Bauchwandplastik jeweils zur Vermeidung von Adhäsionen eingesetzt (Chao et al., 1940, S. 517; Penfield, 1940, S. 668). Der erst in den 1990er Jahren wieder aufkommende Trend zu Verwendung von Amnionmembranen in der Ophthalmochirurgie wurde ebenfalls erstmals in den 1940er Jahren beschrieben (deRötth, 1940, S. 522; Sorsby et al., 1946, S. 337). Dies stellt auch bis heute die häufigste Anwendung von humaner Amnionmembran dar, bei der von einer routinemäßigen Verwendung gesprochen werden kann. Alle anderen Anwendungsarten werden bis heute fast ausschließlich in Fallstudien durchgeführt. Bis zur standardisierten Aufbereitungsmöglichkeit stellte die Gewinnung und Konservierung sicherlich das größte Problem dar. Heute scheinen eher Materialunzulänglichkeiten bzw. die falsche Indikationswahl einen vermehrten Einsatz zu behindern. So verwundert es kaum, dass es auch etliche Berichte von nicht funktionierenden Rekonstruktionen mit Amnionmembran gibt. So wird zum Beispiel über die mangelnde mechanische Stabilität zur Rekonstruktion perforierter Rattenblasen berichtet (Iijima et al., 2007, S. 513) oder auch die zu schnelle Degradation von einlagiger Amnionmembran als Wundauflage auf diabetischen Ulzera bemängelt (Mermet et al., 2007, S. 459). Auch in der Mund-, Kiefer- und Gesichtschirurgie ist eine Anwendung derzeit nur in Ansätzen zu erkennen. So sind im Jahr 2011 zwei Fallberichte zur Amnionmembran zu finden. So berichtet Rai et al. über eine Anwendung als Wundauflage bei cervicaler nekrotisierender Fasziitis (Rai et al., 2011, S. 1125) und Tuncel et al. verwendete ein Amnioninterponat bei der chirurgischen Revision einer Kiefergelenksankylose (Tuncel et al., 2011, S. 58). Die sehr zögerliche Anwendung von Amnionmembrantransplantaten ist vermutlich durch die Existenz von gerade in diesem Fachgebiet sehr zahlreichen Gewebeersatzmaterialien und Vorbehalten hinsichtlich der mechanischen Stabilität im exponierten Kopf-Hals-Bereich sowie immunologischen Bedenken geprägt.

2 Problemstellung

Ziel dieser Arbeit ist es, die Anwendbarkeit von Amnionmembran in der rekonstruktiven Mund-, Kiefer- und Gesichtschirurgie auf grundlagen-wissenschaftlicher Basis zu untersuchen. Dabei soll in einem geeigneten Tiermodell evaluiert werden, ob Amnionmembran auch in immunologisch nicht präferierte Regionen transplantiert werden kann. Da durch die Kryokonservierung mittels DMSO auch vitale Zellen transplantiert werden, war es vor dem Einsatz zu rekonstruktiven Zwecken wichtig, ein genaues Bild von der immunologischen Reaktion des Empfängerorganismus zu bekommen. Dazu wurde das hier beschriebene Tiermodell etabliert. Bei der Transplantation sollte sowohl die klassische allogene Transplantation von Membranen als auch die durch das gute pränatale Screening von Lippen-Kiefer-Gaumenspalten zukünftig potentiell mögliche „autofetale" Transplantation von während einer Sectio caesarea gewonnenen Membranen auf das Neugeborenen evaluiert werden.

Problemstellung

Bei zufriedenstellenden Ergebnissen soll in einem nächsten Schritt der rekonstruktive Einsatz von Amnionmembran zum Verschluss von Lippen-Kiefer-Gaumenspalten ebenfalls in einem Großtiermodell evaluiert werden. So stünde mit der autofetalen Amnionmembran erstmalig ein Material zur Deckung von Gaumenspalten, aber auch anderer kongenitaler Fehlbildungen zur Verfügung, welches die Vorteile einer geringen Immunogenität mit denen einer ausreichenden Verfügbarkeit und eines geringen Kostenaufwandes vereint.

Die tierexperimentelle Studie soll das Ziel haben, die Reliabilität von Amnionmembran für die suffiziente Rekonstruktion von Gaumendefekten aus immunologischer Sicht zu überprüfen. Dazu sind folgende entscheidende Fragestellungen zu klären:

- Wie unterscheidet sich auf immunologischer Basis die Implantation autofetaler und allogener Amnionmembran?
- Kann aus immunologischer Sicht eine leicht erhältliche kryokonservierte allogene Amnion aus Gewebebanken genutzt werden oder bietet die eigene kryokonservierte Membran Vorteile bei der Einheilung?

3 Material und Methoden

Die Durchführung des folgenden Versuches erfolgte in der Klinik für Schweine der Ludwig-Maximilians-Universität München in Oberschleißheim.

Das Vorhaben wurde nach § 8 Abs. 1 des Tierschutzgesetzes bei der Regierung von Oberbayern genehmigt und ist dort unter dem Geschäftszeichen 55.2-1-54-2531-183-09 abgelegt.

3.1 Tiermodell

Das Schwein bietet aufgrund zahlreicher Eigenschaften eine optimale Voraussetzung zur Etablierung eines Tiermodells zur Untersuchung der Wundheilung.

Gerade vor dem Hintergrund einer im Anschluss geplanten Simulation einer Lippen-Kiefer-Gaumenspalte – und dem Anspruch die Immunphäno-typisierung in der gleichen Tierspezies durchzuführen – ist sowohl die Nähe zum menschlichen Organismus als auch insbesondere die ähnliche Wundheilung ein großer Vorteil. Andere Arbeitsgruppen führten bereits vergleichbare intraorale Eingriffe an Beaglehunden (Ophof et al., 2010, S. 58), Yorkshire Minipigs (Kirschner et al., 2006, S. 1431) oder Yucatan Minipigs durch (Papadaki et al., 2010, S. 2783). Die Ergebnisse unserer Machbarkeitsstudie zeigten allerdings, dass speziell für die komplexen intraoralen Eingriffe, die zur Simulation und Versorgung einer Gaumenspalte notwendig sind, eine größere Maulgröße Vorteile bieten würde (Kesting et al., 2010, S. 131).

Zum anderen stellt die Durchführung einer Sectio caesarea im Tiermodell Anforderungen hinsichtlich der minimalen Tiergröße. Daher wurden die weiteren Tierversuche im Gegensatz zu den Vorversuchen nicht mehr am Göttinger Minipig durchgeführt, sondern an Hybrid-Sauen (Schwäbisch Hällische x Pietrain), welche mit einem Gewicht von 250-350 kg im ausgewachsenen Zustand eine ausreichende Größe für die Asservierung der Amnionmembran während der Sectio bieten.

3.1.1 Sectio caesarea

Der Kaiserschnitt wurde zwischen dem 113. und 115. Trächtigkeitstag durchgeführt. Dazu wurden die trächtigen Muttersauen unter einer Prämedikation mit 10 mg/kg KGW Ketamin i.m. (*Ursotamin®, Serum-Werk-Bernburg AG, Bernburg, Deutschland*) und 2 mg/kg KGW Azaperon i.m. (*Stresnil®, Janssen-Cilag GmbH, Neuss, Deutschland*) und anschließender Narkoseeinleitung mit 5 % Isofluran (*Isoba®, Intervet Deutschland*

GmbH, Unterschleißheim, Deutschland) und Sauerstoff (3-5 l/min) unter Inhalationsanästhesie mit Isofluran operiert.

3.1.2 Reinigung und Desinfektion des Muttertieres

Zur Reinigung und Desinfektion der Körperoberfläche wurde das Muttertier an ein transportables Isoflurangerät angeschlossen und mit Wasser und Jodseife (*Jodosept®, Vétoquinol GmbH, Ravensburg, Deutschland*) von grobem Schmutz befreit, rasiert und in diesem Zustand auf einen gepolsterten Operationstisch gelegt. Der gesamte OP-Bereich wurde großzügig mit Alkohol eingesprüht und nach entsprechender Trocknungsphase mit Jodspray (*Vetsept®, Albrecht, Aulendorf, Deutschland*) desinfiziert.

3.1.3 Durchführung der Sectio caesarea und Gewinnung des Amnions

Die Schnittführung erfolgte von kranial nach kaudal ca. 10 cm ventral der Dornfortsätze der Lendenwirbelsäule und 10 cm kranial des Hüfthöckers. Nach Durchtrennung der Haut, des subkutanen Bindegewebes und des Musculus obliquus externus abdominis, des Musculus obliquus internus abdominis und des Musculus transversus abdominis wurde das retroperitoneale Fettgewebe sorgfältig mit einer anatomischen Pinzette abpräpariert. Das darunterliegende Peritoneum wurde eröffnet und auf die volle Länge des Hautschnitts erweitert. Der gravide Uterus wurde vollständig vorverlagert, aufgrund der Gewinnung des Amnions an zwei Stellen eröffnet und die Ferkel vorsichtig unter Beachtung der Amnionhülle entwickelt (Abb. 3 und 4).

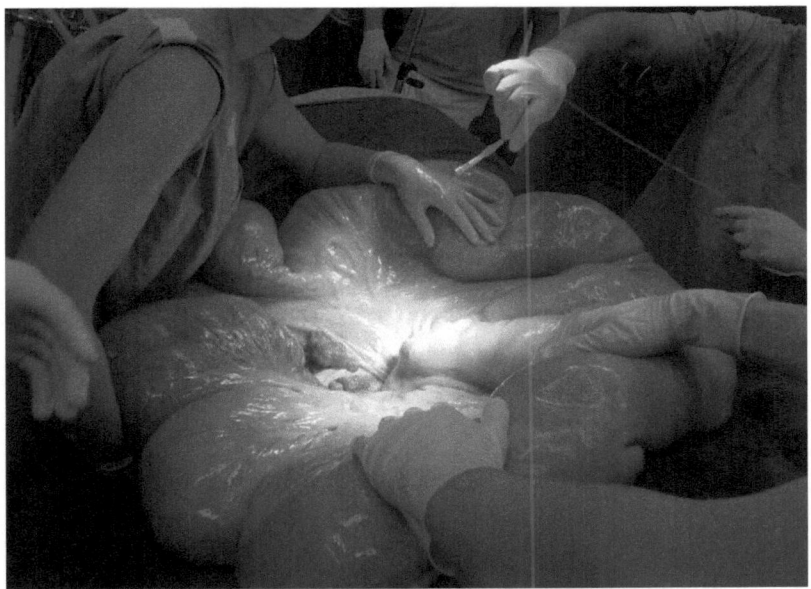

Abbildung 3: Vollständig vorgelagerter Uterus

Die porcine Amnionmembran der trächtigen Sauen wurde mit einer sterilen Metzenbaum-Schere sorgfältig abpräpariert, mit Kochsalzlösung *(NaCl-Spüllösung 0,9 %, Fresenius Kabi AG, Bad*

Homburg, Deutschland) von Blut reingewaschen und zur weiteren Bearbeitung in einem mit steriler Kochsalzlösung gefüllten Behälter ins Labor verbracht.

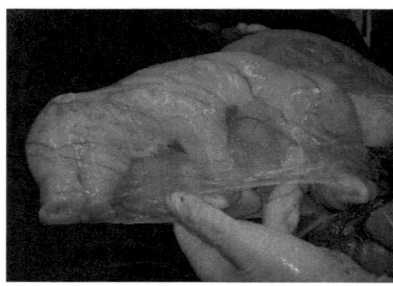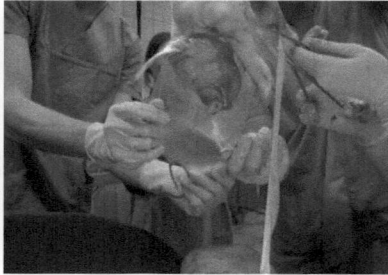

Abbildung 4: Gewinnung der Amnionmembran

Nach vollständiger Entleerung des Uterus erfolgte der Wundverschluss. Der Uterus, das Peritoneum und die Muskulatur wurden mit resorbierbarem Nahtmaterial der Stärke USP 6 (*Surgicryl PGA®, SMI, St.Vith, Belgien*) verschlossen. Der abschließende Hautverschluss erfolgte durch einen nichtresorbierbaren Faden der Stärke USP 3 (*Dagrofil green®, B. Braun Melsungen AG, Melsungen, Deutschland*).

3.1.4 Aufbereitung des Amnions

Die porcine Amnionmembran wurde unter einer Laminar Flow Hood (*Herasafe HS 12/2®, Heraeus, Darmstadt, Deutschland*) präpariert. Hierfür wurde der komplette Arbeitsbereich mit einem saugfähigen

Material (*Molinea®, Hartmann, Heidenheim, Deutschland*) abgedeckt. Zusätzlich erfolgte eine Abdeckung mittels steriler Folie (*Foliodrape®, Hartmann, Heidenheim, Deutschland*). Die porcine Amnionmembran wurde sorgfältig von Resten des Chorions befreit und mit einem sterilen Einmalskalpell in einzelne Membranstücke mit einer Größe von 8 x 8 cm geschnitten. Die so aufbereiteten Membranstücke wurden über Nacht in 40 ml steriler Kochsalzlösung einzeln in 50 ml Falcon Tubes (*BD Falcon Conical Tubes®, BD Biosciences, San Jose, USA*) gelagert.

3.2 Transplantation frischer Amnionmembranen

Am zweiten Lebenstag erfolgte der chirurgische Eingriff. Hierzu wurden die Ferkel in eine Kurzanästhesie mittels 5 % Isofluran (*Isoba®, Intervet Deutschland GmbH, Unterschleißheim, Deutschland*) und Sauerstoff (3-5 l/min) versetzt.

Die Schnittführung erfolgte von kranial nach kaudal ca. 5 cm ventral der Dornfortsätze der Lendenwirbelsäule und 4 cm kranial des Hüfthöckers. Nach Durchtrennung der Haut auf einer Länge von 1,5 cm erfolgt die Präparation einer subcutanen Tasche, deren Fläche ca. 4 cm^2 betrug (Abb. 5) In diese Tasche wird die eigene Amnionmembran (autofetal), bzw. eine Amnionmembran aus einer anderen Sectio (allogen) transplantiert und die Wunde mittels eines nichtresorbierbaren Fadens der Stärke USP 3 (*Ethilon®, Ethicon, Johnson & Johnson MEDICAL GmbH, Norderstedt, Deutschland*) verschlossen.

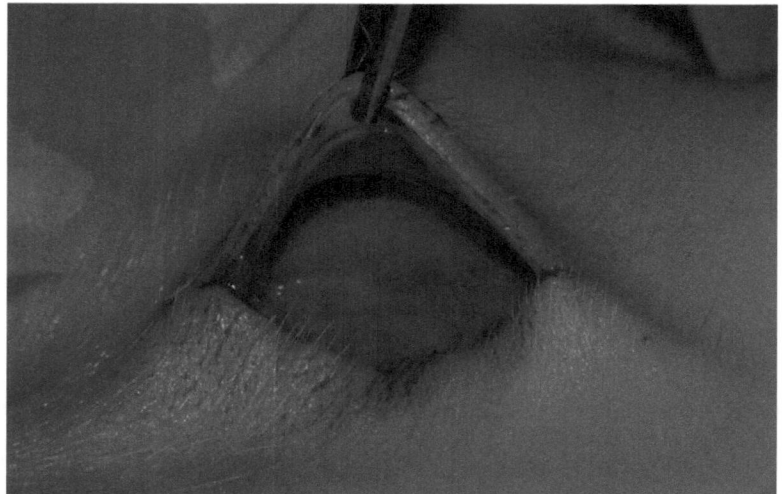

Abbildung 5: Subcutane Tasche vor Amnionimplantation

Nach dem Eingriff wurden die Ferkel während der Säugezeit zusammen mit den Muttertieren in der Abferkelbucht auf Stroh gehalten. Nach 4 Wochen Säugezeit wurden die Versuchstiere abgesetzt.

Die Gewinnung der Proben erfolgte an den Tagen 5, 10, 14, 21, 28 und 90 nach dem Eingriff. Die Anästhesie erfolgte analog zur Implantation der Membranen und es wurden im Uhrzeigersinn um die Implantationsnarbe je zwei 4 mm Stanzbiopsien (*Stiefel®, Offenbach, Deutschland*) entnommen. Eine Gewebeprobe wurde mit 4%-iger Formalinlösung für die Einbettung in Paraffin zur immunhistologischen Untersuchung fixiert, die zweite wurde in Allprotect Tissue Reagent® (*Qiagen, Hilden, Deutschland*) für die Isolation von RNA, DNA und Proteinen überführt. Für die Durchflusszytometrie wurden jedem Ferkel zusätzliche 2 ml venöses Vollblut in eine Li-Heparin Monovette® (*Sarstedt, Nümbrecht, Deutschland*) abgenommen.

3.2.1 Molekularbiologische Untersuchungen

Um ein möglichst umfassendes Bild von der immunologischen Empfängerreaktion zu bekommen, wurden quantitative real-time RT-PCR, Western Blot und Durchflusszytometrie durchgeführt.

3.2.1.1 Isolation von RNA und Proteinen

Zu jedem Zeitpunkt wurde eine Gewebeprobe in All Protect Tissue Reagent® (*Qiagen, Hilden, Deutschland*) überführt, für 24 Stunden bei 4 °C inkubiert und anschließend bei -20 °C bis zur weiteren Verarbeitung gelagert. Aus diesem Gewebe wurden sowohl sämtliche Proteine als auch RNA isoliert.

Die Isolation der RNA wurde mit TRIzol® (*Invitrogen, Darmstadt,*

MATERIAL UND METHODEN

Deutschland) durchgeführt. Dazu wurde die 4 mm Biopsie auf einer sterilen Unterlage mit einem Skalpell in kleine Stücke zerteilt und mit 750 µl TRIzol-Reagenz in ein Eppendorf-Tube gegeben. Das Gemisch wurde mit einem Rotor-Stator-Gerät (*Polytron PT 3100, Kinematica, Luzern, Schweiz*) homogenisiert. Nach einer Inkubationszeit von fünf Minuten bei Raumtemperatur (RT) wurde 200 µl Chloroform hinzugefügt, für 15 Sekunden per Hand geschüttelt und für weitere drei Minuten bei RT inkubiert. Die darauf folgende Zentrifugation erfolgte bei 12000 rpm und 4 °C für 15 Minuten. Im Tube haben sich jetzt drei Phasen (Oben: wässrige Phase, Mitte: Interphase, Unten: Phenolphase) gebildet. Die obere wässrige Phase, in der sich die RNA befindet, wurde abpipettiert und zweimal mit 500 µl Chloroform nachextrahiert. Die so gewonnene wässrige Phase wurde mit 1000 µl Ethanol (75 %) in ein neues Eppendorf-Tube gegeben, kurz mit einem Vortex-Schüttler (*VWR, Darmstadt, Deutschland*) durchmischt und dann für fünf Minuten bei 7500 rpm bei 4 °C zentrifugiert. Nach dem Abpipettieren des Überstandes wurde das entstandene Pellet ca. 10 Minuten getrocknet. Im Anschluss wurde die so gewonnene RNA in DEPC-H_2O resuspendiert.

Um eine mögliche Kontamination mit genomischer DNA auszuschließen, wurden die RNA Proben mit DNaseI (*Roche,*

Mannheim, Deutschland) behandelt und durch das RNeasy Mini Kit® (*Qiagen, Hilden, Deutschland*) aufgereinigt. Dazu wurde das RNA-Gemisch mit 300 µl RLT-Puffer, dem 1 % β-Mercaptoethanol zugesetzt war, vermischt und per Hand geschüttelt. Danach wurden 600 µl Millipore Wasser, das zuvor mit 10 µl Proteinase K vermischt wurde, hinzugefügt und das Gemisch bei 55 °C für 10 Minuten inkubiert. Nach einer Zentrifugation bei 14000 rpm für drei Minuten wurde der Überstand in ein neues Eppendorf-Tube überführt und 50 % des pipettierten Volumens an Ethanol (96-100 %) hinzugefügt und durch Auf- und Abpipettieren resuspendiert. 700 µl dieses Gemisches wurden auf eine RNeasy Mini-Säule überführt und bei 14000 rpm für 15 Sekunden bei RT zentrifugiert. Das Eluat wurde verworfen und der Schritt mit dem restlichen Volumen wiederholt. Im nächsten Schritt wurden 350 µl RW1 Puffer auf die Säule pipettiert und das Eluat ebenfalls nach einer Zentrifugation von 15 Sekunden bei 14000 rpm verworfen. Jetzt wurde ein zusätzlicher DNaseI Verdau in der Extraktionssäule vorgenommen. Dabei wurden pro Säule 10 µl DNAse I mit 70 µl RDD Puffer vermischt und direkt auf die Silika-Gel Membran pipettiert. Nach einer Inkubation von 15 Minuten bei RT wurde die Membran erneut mit 350 µl RW1 Puffer gewaschen. Nach dem Überführen der Säulen auf neue Eppendorf-Tubes wurde zweimal mit 500 µl RPE Puffer gewaschen. Der zweite Zentrifugationsschritt wurde zur Trocknung der Membran allerdings für eine Minute bei 14000 rpm durchgeführt. Die Säule wurde dann von dem Zentrifugen-Tube abgenommen und auf ein Collection-Tube gesetzt. Zur Elution der RNA wurden 20 µl RNase freies Wasser (*Qiagen, Hilden, Deutschland*) auf die Membran pipettiert und eine Minute bei 14000 rpm zentrifugiert. Um eine möglichst vollständige Elution der RNA zu erreichen wurde dieser Vorgang noch einmal wiederholt. Die mit dieser Methode gewonnen RNA wurde mittels eines Photometers (*BioPhotometer plus, Eppendorf, Hamburg, Deutschland*) bei einer Wellenlänge von 260 nm gemessen. Dazu wurde ein Mikroliter der gewonnenen RNA in 49 µl RNase freiem Wasser verdünnt. Die Reinheit der RNA wurde über das Verhältnis der OD_{260}/OD_{280} geprüft.

Nach dem Ausscheiden der DNA aus der organischen Phase wurden zusätzlich bei der TRIzol-Isolierung die Proteine gemäß den Herstellerangaben isoliert und in 1 % SDS (*Sigma Aldrich, Taufkirchen, Deutschland*) gelöst. Für die anschließende Western Blot Analyse wurde LDS Probenpuffer (*Invitrogen, Darmstadt, Deutschland*) und 1 mM DTT (*Sigma Aldrich, Taufkirchen, Deutschland*) zugefügt, die Lösung bei 95 °C für 10 Minuten erhitzt und bei -20 °C bis zur weiteren Verarbeitung gelagert.

3.2.1.2 Quantitative real-time RT-PCR

Reverse Transkription

1 µg der Gesamt-RNA wurde mit dem SuperScript™ First Strand Synthesis System für RT-PCR (*Invitrogen, Karlsruhe, Deutschland*) gemäß den Herstellerangaben für eine Zwei-Schritt RT-PCR mit einem Gemisch aus anchored-oligo(dT)$_{18}$ und random-hexamer Primern revers transkribiert. Dazu wurde der folgende Reaktionsansatz pipettiert:

Tabelle 2: Reverse Transkription, 1. Reaktionsansatz

Reagenz	Volumen
RNA	1 µg
10 mM dNTP-Mix	1 µl
Random Hexamere (50 ng/µl)	1 µl
DEPC-H$_2$O	ad 10 µl

Die RNA wurde mit dem oligo(dT)$_{18}$ Primern und den Random Hexameren bei 65 °C für fünf Minuten präinkubiert und für mindestens eine Minute auf Eis gelagert. Nach dem Denaturierungsschritt wurde der zweite Reaktionsansatz bei 4 °C hinzugefügt.

Tabelle 3: Reverse Transkription, 2. Reaktionsansatz

Reagenz	Volumen
10x RT-Puffer	2 µl
25 mM MgCl$_2$	4 µl
0,1 M DTT	2 µl
RNaseOUT™	1 µl
SuperScript II RT	1 µl

Nach einer Inkubation von zwei Minuten bei 25 °C wurde 1 µl (50 Units) SuperScript II Reverse Transkriptase hinzugefügt und für weitere 10 Minuten bei 25 °C inkubiert. Nach 50 Minuten bei 42 °C wurde das Reaktionsgemisch auf 70 °C für 15 Minuten erhitzt und bei -20 °C bis zur weiteren Verarbeitung gelagert.

Quantitative real-time RT-PCR

Mit dem LightCycler® (*Roche Diagnostics, Mannheim, Deutschland*) lassen sich sowohl quantitative als auch qualitative PCR-Analysen durchführen. Dabei bietet diese Technik zwei Vorzüge gegenüber der konventionellen PCR. Zum einen wird die Amplifikation der RNA-Fragmente quasi „online" während des eigentlichen PCR Vorgangs erfasst. Zum andern kann die Dauer pro PCR-Durchlauf durch die zeitlich verkürzte Abfolge der Programmschritte deutlich reduziert werden.

MATERIAL UND METHODEN

Die Technik beruht auf dem dsDNA-spezifischer Farbstoff SYBR Green I, dessen ausgesendete Fluoreszenz während der Reaktion vom Gerät detektiert wird. Die Emission der Fluoreszenz wird durch die Interaktion mit doppelsträngiger DNA verstärkt. Da sich diese im PCR Prozess exponentiell vervielfältigt, wird auch die messbare Signalintensität in diesem Ausmaß stärker. Die Messung der Fluoreszenz erfolgt einmal pro Zyklus nach dem Primer-Annealing, indem der Farbstoff mit gefiltertem Licht der Wellenlänge λ = 450-490 nm angeregt wird und das vom SYBR Green I emittierte Licht gemessen wird. Der zu diesem Zweck an das Gerät angeschlossene Computer zeichnet jede Veränderung der Fluoreszenz für die einzelnen Proben auf, wertet sie aus und erstellt aus den Daten ein Diagramm, welches die Konzentration des zu messenden Genabschnitts darstellt. Durch die Fluoreszenzdetektion erhöht sich die Sensitivität dieser Methode im Vergleich zur konventionellen Einschritt-PCR.

Die zweischrittige real-time RT-PCR wurde unter Einsatz der Universal ProbeLibrary und eines LightCycler® 480 (*Roche, Mannheim, Deutschland*) durchgeführt. Die Primer Paare und dazugehörigen Sonden wurden unter Benutzung des Universal ProbeLibrary Assay Design Centers (Roche-Diagnostics) gewählt. Die Spezifität der PCR Reaktion wurde durch eine Agarose-

Gelelektrophorese überprüft. Die verwendeten Primersequenzen und Sonden sind in Tabelle 4 dargestellt.

Tabelle 4: Primersequenzen und Sonden

Gene	Accesion	Forward Primer	Reverse Primer
IL-1β	NM_214055	gcagatggtgtctgtcatcg	aagatgctcttctggtcatcatc
TNF-α	NM_214022	tggtacgaacccatctacctg	ggcactgagtcgatcatcct
CD3	AY823637	gaacatagcaggtttctgtctgg	cctcatagggctcactcg
CD4	AY515293	tggaaacctgaccttggttc	tctcatcaccacgaggttca
CD8α	AY517855	ctcatcctgcaccgcttc	gctcaggaacgagcagaaat
CD8β	AY438642	aatatgccgattaccaaacctg	acaccagcagaaccagaagg
18SrRNA	AY265350	gcaattattccccatgaacg	gggacttaatcaacgcaagc

Vor der Messung wurde zunächst der sogenannte „Master-Mix" hergestellt. Dieser setzte sich aus den in Tabelle 5 aufgelisteten Reagenzien zusammen. Jede PCR wurde mit einem Gesamtvolumen von 20 µl pro Messung am LightCycler 480 durchgeführt. Jedem Ansatz wurden 2 µl der 10x SYBR Green I-Lösung, bestehend aus FastStart Taq Polymerase, Reaktionspuffer, dNTP-Mix, SYBR Green I Fluoreszenzfarbstoff und Magnesiumchlorid, zugegeben. Von dem für die Aktivität der Polymerase essentiellen Kofaktor $MgCl_2$ wurden zusätzlich 1,6 µl der im Kit enthaltenen 25 mM Lösung zugegeben. Als Startermoleküle für die PCR-Reaktion wurden die in Tabelle 4 aufgeführten Oligonukleotide (*TIB*

Molbiol, Berlin, Deutschland) verwendet. Die entstehende Volumendifferenz bei der Zusammenstellung der Ansätze wurde mit PCR-Wasser des LightCycler® FastStart DNA Master SYBR Green I Kit (*Roche, Mannheim, Deutschland*) ausgeglichen.

Tabelle 5: Ansatz für eine PCR-Reaktion

Reagenz	Volumen
10x SYBR Green I Lösung	2 µl
Forward-Primer 10 µM	1 µl
Revers-Primer 10 µM	1 µl
$MgCl_2$	1,6 µl
RNase freies Wasser	12,4 µl

Pro Ansatz wurden 2 µl cDNA der zuvor umgeschriebenen Proben als Matrize verwendet. Als weitere Proben wurden eine Standardreihe des zu messenden Gens sowie eine Negativkontrolle ohne cDNA mitgeführt. Jede Probe wurde in Dreifachbestimmung gemessen. Die Reaktion wurde nach der „Hot-Start" Methode begonnen, bei der die FastStart Taq Polymerase bei 95 °C für 10 Minuten aktiviert wurde. Darauf folgten 50 Zyklen mit jeweils 10 Sekunden Denaturierung bei 95 °C, 30 Sekunden Annealing bei 60 °C (IL-1ß: 62 °C) und 10 Sekunden Elongation bei 72 °C. Darauf folgte eine finale Kühlphase für 30 Sekunden bei 40 °C. Alle Proben wurden gegen die als „Housekeeping-Gen" gemessene 18S rRNA normalisiert. Als „Housekeeping-Gen" werden diejenigen Gene bezeichnet, die unreguliert, das heißt unabhängig von intra- und extrazellulären Einflüssen, in allen Zellen konstant exprimiert werden. Die relative Quantifizierung erfolgt mit der $\Delta\Delta$CT-Methode. Hierbei wurde für jedes Zielgen die Zyklusanzahl ermittelt, bei der das SYBR Green I Signal den Hintergrundwert übersteigt. Dieser so genannte CT-Wert wurde für jede Messung auf den CT-Wert der 18S rRNA derselben Probe normalisiert.

3.2.1.3 Western Blot

Mit Hilfe des Western Blots wurden die bereits in der RT-PCR auf RNA-Ebene nachgewiesen Reaktionen des Wirtsorganismus auch auf Protein-Ebene untersucht. Dazu wurden das wie oben beschrieben gewonnene Proteingemisch zunächst elektrophoretisch aufgetrennt, durch Blotten auf eine Nitrozellulosemembran übertragen und anschließend mit Antikörpern detektiert. Es wurde die bereits im Jahr 1970 von Laemmli beschriebene Methodik angewandt (Laemmli, 1970, S. 680). Da bei einer Anzahl von 12 nötigen Messungen pro Tier ein sehr hoher Aufwand für die Messung aller Tiere resultiert hätte, wurden die vier Tiere pro Gruppe aus der Lightcyclermessung ausgewählt, welche die geringste Abweichung vom Mittelwert aufwiesen. Es erfolgt zunächst die Auftrennung der Proteine nach ihrer Größe auf einem Polyacrylamidgel in einem elektrischen Feld. Die sogenannte Polyacrylamidgelelektrophorese (PAGE) erfolgt unabhängig von der Ladung der zu trennenden Proteine. Um dies zu erreichen wird den Proteinproben Natriumlaurylsulfat (engl.: Sodium Dodecyl Sulfat; SDS) zugesetzt. Durch seine Wirkung als Detergenz werden die Proteine denaturiert. Die assoziierten SDS-Moleküle verleihen dem Molekül eine negative Ladung, die die Wanderungsgeschwindigkeit im elektrischen Feld unabhängig von der Proteinladung werden lässt. Die Auftrennung erfolgte in einem 4-20%-igem Precise Protein Gel® (*Thermo Fisher Scientific, Pittsburgh, PA, USA*) nachdem die Proteine zuvor bei 95 °C für 10 Minuten denaturiert wurden. Die Laufzeit im Trenngel betrug bei 170 Volt und 15 A etwa 1 Stunde. Im Anschluss erfolgte bei 100 Volt über 90 Minuten durch Blotten in Transferpuffer die Übertragung auf eine Nitrozellulosemembran (*Thermo Fisher Scientific, Pittsburgh, PA, USA*).

Die Membran wurde mit 5%-igem Magermilchpulver (*Roth, Karlsruhe, Deutschland*) und 1 % BSA (*Sigma, Taufkirchen, Deutschland*) in TBS Puffer mit 0,1 % Tween 20 (*Roth, Karlsruhe,*

Deutschland) für zwei Stunden bei Raumtemperatur geblockt. Die Liste der verwendeten Antikörper ist in Tabelle 6 dargestellt.

Tabelle 6: Verwendete Antikörper für den Western Blot

Antikörper	Firma	Hergestellt in	Verdünnung
anti-porcine TNF-α	Acris Antibodies, Herford, Deutschland	Maus	1:500 in Blocking Lösung
anti-porcine IL-1β	Acris Antibodies, Herford, Deutschland	Maus	1:500 in Blocking Lösung
anti-β-Aktin	Acris Antibodies, Herford, Deutschland	Maus	1:500 in Blocking Lösung

Alle Antikörper wurden über Nacht bei 4 °C inkubiert. Nach dem Waschen mit TBS-T wurde der zweite Antikörper (polyclonal rabbit anti-mouse IgG HRP; *Dako Cytomation, Hamburg, Deutschland*) im Verhältnis 1:2000 in Blocking Lösung verdünnt und für eine Stunde bei Raumtemperatur inkubiert. Nach weiteren Waschschritten mit TBS-T wurde die Membran mit dem ECL Western Blot Detektionssystem SuperSignal West-Dura für 5 Minuten inkubiert und die resultierende Chemolumineszenz mittels einer Kodak 4000MM Image Station (*Biostep, Jahnsdorf, Deutschland*) aufgezeichnet. Die Intensität der Banden wurde durch die Kodak Molecular Imaging Software gemessen und gegen β-Aktin normalisiert.

3.2.1.4 Durchflusszytometrie

Die Durchflusszytometrie dient der Zelltypisierung von Einzelzellen in Suspension auf der Grundlage von Fluoreszenz- und Streulichteigenschaften. Dabei werden die fluoreszenzmarkierten Zellen in einer Trägerflüssigkeit an einem Laserstrahl vorbeigeführt. Im verwendeten Gerät BD LSR II (*BD Biosciences, San Jose, USA*) stehen drei luftgekühlte Laser (488 nm, 409 nm und 633 nm) für die Anregung der Farbstoffe zur Verfügung. Dabei werden die Elektronen des Fluoreszenzfarbstoffes auf ein höheres Energieniveau gehoben und fallen unter Abgabe von Energie (Photonen) wieder auf ihr Ursprungsniveau zurück. Die Emission der Fluoreszenzfarbstoffe wird in drei Kanälen gemessen. Zusätzlich wird die Intensität des Lichts, welches in zwei Richtungen streut, gemessen. Das Vorwärtsstreulicht (engl. Forward Scatter, FSC), welches entlang des einfallenden Lichtstrahls mit einem kleinen Ablenkungswinkel von 0,5-2° streut, gibt Informationen über die Größe der Zellen. Das Seitwärtsstreulicht (engl. Side Scatter, SSC) wird in einem Ablenkungswinkel von 90° gemessen und ist ein Maß für die Zellgranularität. Durch diese Messung lassen sich die drei verschiedenen Leukozytenarten (Granulozyten, Lymphozyten und Monozyten) unterschieden. Die Lymphozyten können dabei mithilfe des „Gating", also der

Selektion von spezifischen Zellpopulation, weiter eingegrenzt werden (Borowitz et al., 1997, S. 236). Dazu werden als Fluorochrome Fluoreszeinisothiocyanat (FITC), Phycoerythrin (PE) und Allophycocyanin (APC), sowie der Lebend-Tod-Farbstoff Propidiumjodid (PI) verwendet.

Die Beschreibung von monoklonalen Antikörpern, die mit den gleichen Leukozytendifferenzierungsantigenen interagieren, folgt einer internationalen Klassifikation welche stetig aktualisiert wird. Unterschieden werden sogenannte Differenzierungscluster (engl.: Cluster of Differentiation, CD), welche fortlaufend nummeriert werden (Mason et al., 2002, S. 679). Basierend auf der Existenz dieser Differenzierungscluster lassen sich Lymphozyten in Subpopulationen unterteilen (z. B. CD8+ für zytotoxische T-Zellen). Im Folgenden sind die hier getesteten Oberflächenantigene kurz beschrieben und deren Eigenschaften charakterisiert.

CD3

Dieses Oberflächenmolekül ist ein Protein-Komplex, der sich aus vier verschiedenen Ketten zusammensetzt. Je einer γ- und δ-Kette sowie zwei ε-Ketten. Das Molekül steht in Verbindung mit dem T-Zell-Rezeptor auf allen T-Lymphozyten und dient der Signalübertragung in das Innere der Zellen (Murphy et al., 2009, S. 288).

CD4

Der Rezeptor setzt sich aus vier immunglobulinähnlichen Domänen in Form einer Einzelkette und einem kleinen cytoplasmatischem Abschnitt zusammen und ist für T-Helfer-Zellen charakteristisch. CD4-positive T-Zellen binden an ein Antigenfragment in Verbindung mit einem MHC-Klasse-II-Molekül und greifen nach Kontakt und Aktivierung regulatorisch in den Abwehrprozess ein. Außerdem regen sie B-Zellen zur Synthese von Immunglobulinen an und induzieren zytotoxische Reaktionen von Makrophagen (Murphy et al., 2009, S. 169-172).

CD8

Das Heterodimer besteht aus zwei verschiedenen Ketten, einer α- und einer β-Kette, welche über eine Disulfidbrücke miteinander verbunden sind. Das Molekül ist spezifisch für zytotoxische T-Zellen und nimmt mit MHC-Klasse-I-Molekülen Kontakt auf. Ähnlich wie CD4 hat CD8 die Funktion, als Kofaktor die Sensibilität von T-Zellen für durch MHC-Klasse-I-Moleküle präsentiertes Antigen um das Hundertfache zu erhöhen (Murphy et al., 2009, S. 169-172).

Die Messungen mit dem Durchflusszytometer (*BD LSR II, BD Biosciences, San Jose, USA*) wurden in der Immunmonitoring-Einheit des Instituts für Molekulare Immunologie am Helmholtz Zentrum München in Zusammen-arbeit mir Frau Dr. rer. nat. Julia Albrecht durchgeführt.

Blutproben

An den Tagen 0, 5, 10, 14, 21 und 28 wurden je 2 ml venöses Vollblut von jedem Ferkel in Lithium-Heparin (Li-Heparin) Monovetten® (*Sarstedt, Nümbrecht, Deutschland*) gewonnen. Als Kontrollen diente das Blut eines unbehandelten Ferkels und eines Muttertiers.

Blutaufbereitung

Das so gewonnene Li-Heparin Blut wird mit PBS verdünnt und auf ein Saccharose-Epichlorhydrin-Copolymer (Ficoll-Lösung) zur Separation der Lymphozyten überschichtet. Anschließend wird bei 700 g für 25 Minuten ohne Bremse zentrifugiert. Dadurch wird das Vollblut in eine schwere Fraktion (Erythrozyten), eine Interphase (mononukleäre Zellen) und Blutplasma aufgetrennt. Die Interphase wird mit einer Pipette abgesammelt und mit PBS gewaschen. Durch Versetzen der Lymphozytenlösung mit 1 ml BD FACS® lysing solution (*BD Biosciences, San Jose, USA*) werden noch verbleibende Erythrozyten entfernt. Die Lösung wird 10 Minuten bei Raumtemperatur inkubiert und anschließend abzentrifugiert. Nach erneutem Waschen mit PBS und darauffolgendem Waschschritt mit RPMI-Medium und 10 % FCS werden die Zellen in 1 ml FACS-Puffer (PBS mit 0,5 % BSA) resuspendiert und mit 0,15 % Trypanblau die Zellzahl bestimmt. Alle Zentrifugationsschritte werden bei 700 g und Raumtemperatur für 10 Minuten durchgeführt.

Färbung von Oberflächenmolekülen

Die zu analysierenden Zellen (1×10^6 Zellen pro Ansatz) werden in eine 96 Loch-Rundbodenplatte überführt und abzentrifugiert.

Anschließend wird der Überstand verworfen, die vom Hersteller angegebene Menge Antikörper auf das Zellpellet pipettiert und für 20 Minuten bei 4 °C inkubiert. Das Antikörpergemisch 1 setzt sich aus den Antikörpern CD 3-FITC, CD 8-PE und CD 90-APC zusammen. Das Antikörpergemisch 2 besteht aus CD 4-FITC, CD 8-PE, CD 90-APC. Die Zellen werden erneut mit FACS-Puffer gewaschen, in 200 µl FACS-Puffer resuspendiert und mit dem Lebend-Tot-Farbstoff Propidiumjodid (PI) versehen. Nach einer Inkubationszeit von 10 Sekunden werden die Zellen abzentrifugiert, in 250 µl FACS-Puffer aufgenommen und in 5 ml FACS-Röhrchen überführt.

Tabelle 7: Verwendete Antikörper für die Durchflusszytometrie

Antikörper	Firma	Produkt-Nr.	Farbe	Getestet in
anti-CD3e	BD Biosciences, San Jose, USA	559582	FITC	Schwein
anti-CD4a	BD Biosciences, San Jose, USA	559585	FITC	Schwein
anti-CD8a	BD Biosciences, San Jose, USA	559584	PE	Schwein
anti-CD90	BD Biosciences, San Jose, USA	559869	APC	Mensch, Schwein, Kaninchen

Die Zentrifugationsschritte erfolgen bei 700 g und 4 °C für fünf Minuten. Alle Inkubationen werden auf Eis bzw. 4 °C und aufgrund fluoreszenzmarkierter Antikörper unter Vermeidung direkter Lichteinstrahlung durchgeführt.

Durchflusszytometrische Messungen

Zu Beginn einer jeden Messung musste zunächst die Geräteempfindlichkeit kalibriert werden. Da sich die Wellenlängenbereiche teilweise überlappen, musste über optische Interferenzfilter eine Kompensation erfolgen. Hierbei wurde der Anteil des Fluoreszenzsignals eines Farbstoffes, der in einen anderen Kanal strahlt, abgezogen. Zu diesem Zweck wurden Zellen mit einzelnen Fluoreszenzfarbstoffen markiert und bei jeder Messung mitgeführt. Für die Aufnahme der Zellen wurde die BD FACSDiva Software (*BD Biosciences, San Jose, USA*) verwendet. Die Auswertung erfolgte mit dem Analyseprogramm FlowJo (*Treestar, Ashland, USA*). Durch die Hilfe der Messwerte für Vorwärtsstreulicht und Seitwärtsstreulicht konnte durch das Setzen von „Gates" die Lymphozytenpopulation eingegrenzt werden. Mit diesem sogenannten „Gating" wurde sichergestellt, dass ausschließlich die in der Analysenregion eingeschlossenen Lymphozyten Berücksichtigung fanden.

3.2.2 Histologische Analyse

Die in 4%-iger Formalinlösung gelagerten Hautbiopsien wurden in Paraffin eingebettet und davon 5 µm dicke Paraffinschnitte angefertigt. Die Schnitte wurden entparaffiniert und in einer absteigenden Alkoholreihe rehydriert. Zur Darstellung der unterschiedlichen Gewebestrukturen wurde eine Hämatoxylin-Eosin-Färbung durchgeführt. Zur differenzierten Beurteilung des Bindegewebes wurde die Van Gieson-Färbung angewendet.

Zur Beurteilung der Wundheilung wurden mittels Immunhistochemie die Proteine Aktin zur Darstellung der Myofibroblasten und der von Willebrand-Faktor zur Markierung der Gefäße nachgewiesen. Die entparaffinierten Schnitte wurden zur Antigendemaskierung in Citratpuffer (pH 6,0) in der Mikrowelle für 15 Minuten vorbehandelt. Nach der Blockung der endogenen Peroxidase mit 3%-iger H_2O_2-Lösung für 10 Minuten wurden die Schnitte mit 3 % Ziegenserum inkubiert. Danach wurde der Primärantikörper anti-Aktin (1:80 verdünnt) bzw. anti-von Willebrand-Faktor (1:200 verdünnt) für eine Stunde bei RT und über Nacht bei 4 °C gemäß der Avidin-Biotin-Meerrettich-Peroxidase-Methode appliziert.

Material und Methoden

Tabelle 8: Verwendete Antikörper für die Immunhistochemie

Antikörper	Firma	Klonalität
anti-smooth-muscle-Actin	Sigma-Aldrich, München, Deutschland	monoklonal
anti-von Willebrand-Faktor	Dako, Hamburg, Deutschland	polyklonal

Der biotinylierte zweite Antikörper (1:200 verdünnt) wurde für 45 Minuten bei Raumtemperatur (anti-mouse für Aktin bzw. anti-rabbit für von Willebrand-Faktor), die Streptavicin-Peroxidase-Lösung (Vectastain, Vector Laboratories, Burlingame, USA) anschließend ebenfalls für 45 Minuten aufgetragen. Als Chromogen wurde Diaminobenzidin (*Sigma-Aldrich, München, Deutschland*) verwendet. Die Schnitte wurden mit Hämatoxylin gegengefärbt und nach der Dehydrierung der Schnitte in aufsteigender Alkoholreihe mit dem Kunstharz DPX Mountant for histology (*Sigma-Aldrich, München, Deutschland*) eingedeckt.

3.3 Statistische Methoden

Alle klinischen und im Labor erhaltenen Daten wurden unter Verwendung eines Tabellenkalkulationsprogramms (*Microsoft® Excel für Mac 2011*) und einer Statistiksoftware (*IBM® SPSS® Statistics 19*) ausgewertet.

Aus den gewonnenen Daten wurden Mittelwerte, Mediane und Standard-abweichungen berechnet. Die Resultate wurden als signifikant erachtet, wenn $p \leq 0{,}05$ war. Für Mittelwert-Vergleiche zwischen Gruppen aus unabhängigen Stichproben wurde der t-Test für unabhängige Stichproben verwendet.

4 Ergebnisse

Alle Tiere überlebten den Versuch. Dabei zeigten sie keine Wesensveränderungen oder Einschränkungen der Gesundheit. Kein Tier musste vorzeitig gemäß den definierten Abbruchkriterien aus dem Versuch genommen werden.

In beiden Gruppen war eine komplikationslose Wundheilung der transplantierten Regionen zu sehen. Es waren keine Zeichen für eine gesteigerte Immunantwort, die sich durch Inflammation, Desquamation oder Nekrose hätte zeigen können, erkennbar.

4.1 Quantitative real-time RT-PCR

Die durchgeführten Messungen zur Expressionshöhe für IL-1β lieferten die in Abbildung 6 gezeigten Messwerte. Dargestellt sind die Mittelwerte für beide Gruppen über den gesamten Versuchszeitraum. Die fast kontinuierlich höheren Expressionsraten in der allogenen Gruppe sind jedoch nicht signifikant verschieden. Auffällig ist ein Wechsel in der Expressionshöhe für den einzelnen Messzeitpunkt an Tag 28.

ERGEBNISSE

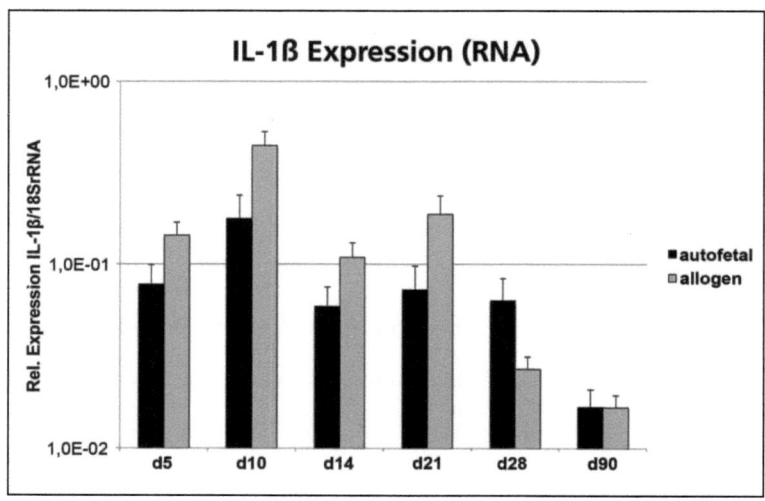

Abbildung 6: Diagramm der PCR-Messwerte für IL-1ß

In Tabelle 9 sind die zugehörigen Mittelwerte und Standardabweichungen sowie die Ergebnisse der statistischen Auswertung dargestellt.

ERGEBNISSE

Tabelle 9: Messwerte sowie Statistik für die PCR IL-1β
(Mittelwerte±Standardabweichungen)

Tag	Gruppe		p-Wert
	autofetal	allogen	
5	7,76E-02±2,16E-02	1,44E-01±2,64E-02	0,299
10	1,79E-01±6,06E-02	4,46E-01±8,67E-02	0,178
14	5,86E-02±1,63E-02	1,09E-01±2,20E-02	0,322
21	7,25E-02±2,56E-02	1,89E-01±4,84E-02	0,258
28	6,34E-02±2,04E-02	2,68E-02±2,50E-03	0,381
90	1,67E-02±3,99E-03	1,66E-02±2,72E-03	0,993

Bei den Messwerten für TNF-α zeigt sich ein ähnliches Bild. Bis auf den 28. postoperativen Tag liegen die allogenen Werte, wie in Abbildung 7 dargestellt, über denen der autofetalen Gruppe. Lediglich an Tag 10 lässt sich ein signifikanter Unterschied der beiden Gruppen ermitteln. Der zu beobachtende Wechsel der Expressionshöhe am 28. postoperativen Tag fällt für TNF-α sehr deutlich aus, ist allerdings nicht signifikant.

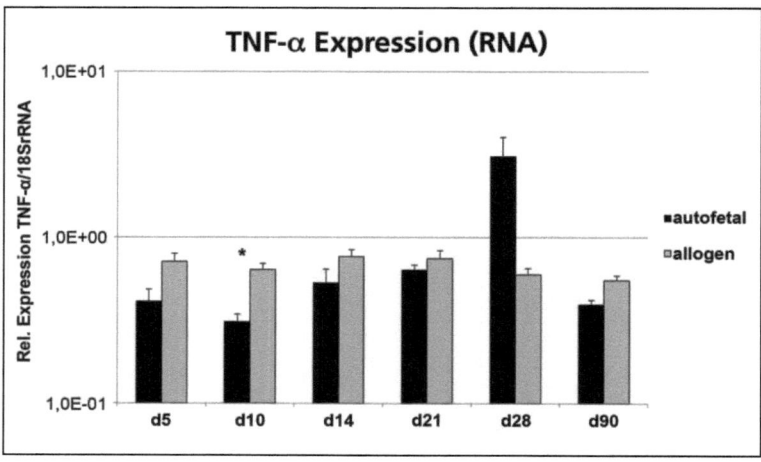

Abbildung 7: PCR TNF-α

In Tabelle 10 sind die zugehörigen Mittelwerte und Standardabweichungen sowie die Ergebnisse der statistischen Auswertung dargestellt.

Ergebnisse

Tabelle 10: Messwerte sowie Statistik für die PCR TNF-α (Mittelwerte±Standardabweichungen)

Tag	Gruppe		p-Wert
	autofetal	allogen	
5	4,13E-01±7,60E-02	7,16E-01±8,30E-02	0,154
10	3,11E-01±3,55E-02	6,40E-01±5,50E-02	0,012
14	5,32E-01±1,13E-01	7,68E-01±7,28E-02	0,346
21	6,38E-01±4,37E-02	7,47E-01±8,39E-02	0,527
28	3,06E+00±9,51E-01	5,98E-01±5,15E-02	0,213
90	3,97E-01±2,42E-02	5,52E-01±3,84E-02	0,080

Die PCR-Ergebnisse für die Rezeptoren CD3, CD4, CD8α und CD8ß sind in Abbildung 8 dargestellt. Für einzelne Zeitpunkte lassen sich bei jedem getesteten Rezeptor signifikante Unterschiede ermitteln. Hierbei fallen insbesondere die beiden CD8 Rezeptoren mit einer Häufung von signifikanten Unterschieden auf. Diese sind jedoch nur bis zum 21. postoperativen Tag zu detektieren. Am Tag 28 fällt bei allen Proben der schon zuvor beschriebene Wechsel der Expressionshöhe auf. Bis zum Tag 90 sind die Werte für alle Rezeptoren jedoch soweit angeglichen, dass nur noch geringe Unterscheide auszumachen sind.

ERGEBNISSE

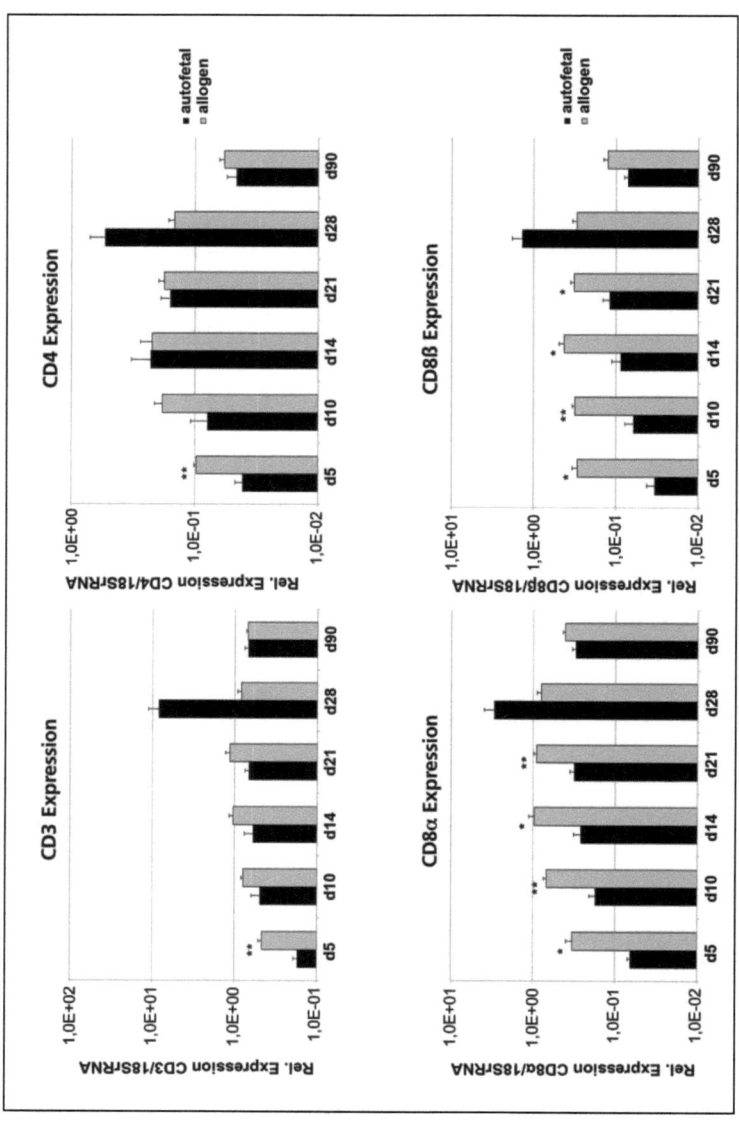

Abbildung 8: PCR CD-Rezeptoren

ERGEBNISSE

In Tabelle 11 sind die zugehörigen Mittelwerte und Standardabweichungen sowie die Ergebnisse der statistischen Auswertung dargestellt.

Ergebnisse

Tabelle 11: Messwerte sowie Statistik für die der CD-Rezeptoren (Mittelwerte±Standardabweichungen)

Rezeptor	Tag	Gruppe		p-Wert
		autofetal	allogen	
CD3	5	1,71E-01±2,15E-02	4,65E-01±4,97E-02	0,009
	10	4,90E-01±1,34E-01	7,81E-01±4,75E-02	0,305
	14	5,94E-01±1,68E-01	1,04E+00±1,21E-01	0,264
	21	6,68E-01±7,76E-02	1,15E+00±1,41E-01	0,107
	28	8,36E+00±2,90E-00	8,33E-01±8,81E-02	0,217
	90	6,83E-01±7,87E-02	6,93E-01±3,32E-02	0,940
CD4	5	4,07E-02±5,99E-03	9,69E-02±4,55E-03	0,002
	10	7,87E-02±2,87E-02	1,82E-01±2,84E-02	0,180
	14	2,27E-01±9,75E-02	2,21E-01±5,36E-02	0,979
	21	1,58E-01±2,93E-02	1,76E-01±1,93E-02	0,779
	28	5,28E-01±1,74E-01	1,46E-01±1,68E-02	0,287
	90	4,58E-02±9,02E-03	5,75E-02±5,43E-03	0,561
CD8α	5	6,42E-02±5,54E-03	3,31E-01±6,38E-02	0,041
	10	1,75E-01±3,28E-02	6,83E-01±5,55E-02	0,000
	14	2,62E-01±5,87E-02	9,65E-01±1,53E-01	0,033
	21	3,15E-01±4,13E-02	9,07E-01±7,83E-02	0,002
	28	2,97E+00±9,53E-01	8,01E-01±9,24E-02	0,272
	90	3,03E-01±3,04E-02	4,09E-01±2,74E-02	0,171
CD8β	5	3,33E-02±8,41E-03	2,92E-01±4,84E-02	0,014
	10	6,02E-02±1,75E-02	3,15E-01±2,43E-02	0,000
	14	8,73E-02±2,52E-02	4,23E-01±6,70E-02	0,021
	21	1,19E-01±2,57E-02	3,22E-01±3,14E-02	0,014
	28	1,37E+00±4,56E-01	2,98E-01±3,84E-02	0,260
	90	7,13E-02±8,38E-03	1,26E-01±1,64E-02	0,119

4.2 Western Blot

In der folgenden Abbildung 9 sind die Mittelwerte beider Gruppen für die Analyse von IL-1ß zu den jeweiligen Zeitpunkten dargestellt. Die Werte zeigen leichte Schwankungen, welche sich in der statistischen Auswertung allerdings als nicht signifikant herausstellten.

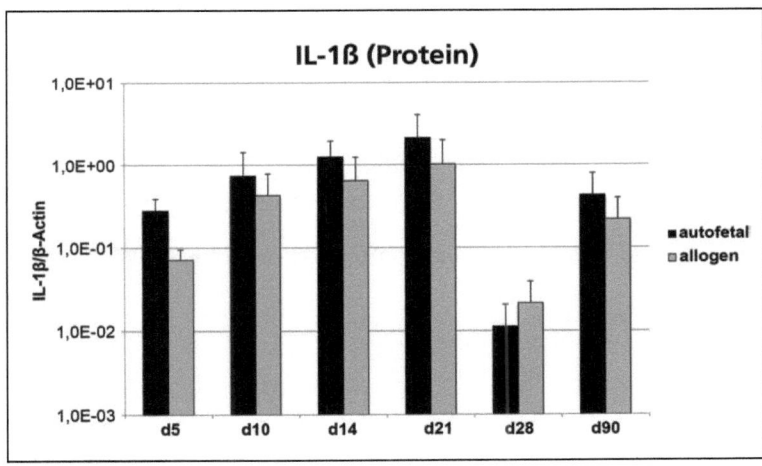

Abbildung 9: Western Blot IL-1ß

In Tabelle 12 sind die zugehörigen Mittelwerte und Standardabweichungen sowie die Ergebnisse der statistischen Auswertung dargestellt.

ERGEBNISSE

Tabelle 12: Messwerte sowie Statistik für den Western Blot IL-1b
(Mittelwerte±Standardabweichungen)

Tag	Gruppe		p-Wert
	autofetal	allogen	
5	2,77E-01 (1,10E-01)	7,14E-02 (2,35E-02)	0,156
10	7,37E-01 (6,87E-01)	4,28E-01 (3,57E-01)	0,375
14	1,25E+00 (6,89E-01)	6,40E-01 (5,98E-01)	0,524
21	2,11E+00 (1,91E-00)	1,01E+00 (9,93E-01)	0,633
28	1,13E-02 (9,14E-03)	2,13E-02 (1,77E-02)	0,634
90	4,24E-01 (3,67E-01)	2,16E-01 (1,75E-01)	0,791

Für die Mittelwerte des gemessenen TNF-α Proteingehalts weisen beide Gruppen ebenfalls keine signifikanten Differenzen auf. Auffällig sind jedoch die fast kontinuierlich höheren Werte für die allogene Testgruppe.

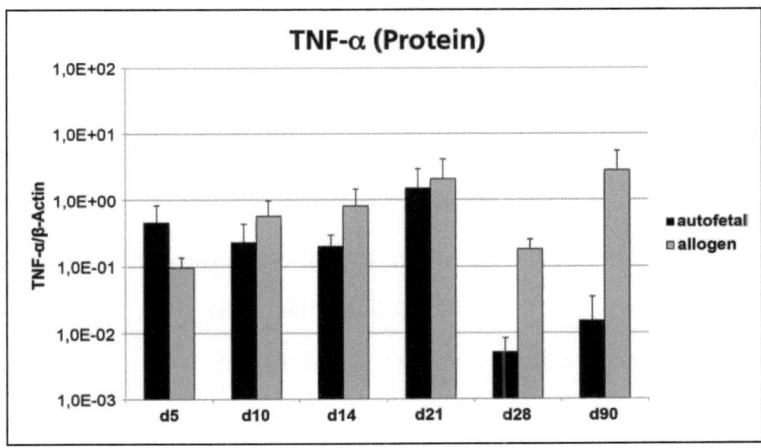

Abbildung 10: Western Blot TNF-α

In Tabelle 13 sind die zugehörigen Mittelwerte und Standardabweichungen sowie die Ergebnisse der statistischen Auswertung dargestellt.

Tabelle 13: Messwerte sowie Statistik für den Western Blot TNF-α
(Mittelwerte±Standardabweichungen)

Tag	Gruppe		p-Wert
	autofetal	allogen	
5	4,52E-01±3,74E-01	9,60E-02±4,03E-02	0,412
10	2,30E-01±2,02E-01	5,63E-01±4,09E-01	0,494
14	2,01E-01±9,45E-02	8,00E-01±6,65E-01	0,421
21	1,49E+00±1,46E-00	2,08E+00±2,04E-00	0,821
28	5,19E-03±3,22E-03	1,82E-01±7,24E-02	0,071
90	1,52E-02±1,98E-02	2,79E+00±2,73E-00	0,368

4.3 Durchflusszytometrie

Die Erfassung der Lymphozyten-Subpopulationen ist ein wesentlicher Bestandteil des Immunstatus. Innerhalb der Gruppe der weißen Blutkörperchen können sie aufgrund spezifischer morphologischer Kriterien differenziert werden. Diese Zellen des Immunsystems tragen auf der Zelloberfläche spezifische Merkmale (sog. Marker), die nach der Markierung mit spezifischen Antikörpern in der Durchflusszytometrie erkennbar sind und gemessen werden können. Aufgrund dieser Merkmale und ihrer funktionellen Aktivität in der Immunabwehr können verschiedene Klassen von Lymphozyten unterschieden werden, deren Anteil typischerweise in Prozent der Gesamtpopulation angegeben wird.

Reife T-Lymphozyten (CD3-positiv, CD3+) sind primär für die zellvermittelte Immunität verantwortlich. Die Gesamtzahl der CD3+ T-Lymphozyten zeigt die Zellen der spezifischen zellulären Immunabwehr an (Abbildung 12). Ihr Anstieg kann reaktiv bei Aktivierung des Immunsystems erfolgen. Dies ist insbesondere in Frühphasen systemischer Virusinfektionen und Transplantatrejektionen zu beobachten. Die reifen T-Lymphozyten (CD3+) lassen sich weiter in T-Helfer- (CD3+ und CD4+), zytotoxische T-Lymphozyten (CD3+ und CD8+, Abbildung 11), und regulatorische T-Zellen (CD4+ und CD25+) unterteilen. Die regulatorischen T-Zellen haben eine Kontrollfunktion insbesondere gegenüber den CD4-Zellen. Sie hemmen die Immunantwort und reduzieren die Ausschüttung von Zytokinen.

Ein akuter Anstieg der CD8+ zytotoxischen T-Lymphozyten geht mit einer niedrigen CD4/CD8-Ratio einher. Diese Konstellation deutet allgemein auf eine Immunstimulation hin. Diese Ratio ist ein rechnerisch ermittelter Wert zur Erfassung der Verschiebungen innerhalb der Subpopulationen von CD4- und CD8-Zellen (Abbildung 13).

Um den für die Immunantwort interessanten Zeitraum zu erfassen, wurden die Messungen am Tag 0 – dem Tag der Implantation der Membranen – begonnen und bis zum 28. Tag fortgeführt. Durch die zu erwartende Resorption der Membranen und der natürlichen Entwicklung des Immunsystems erschien eine über diesen Zeitpunkt weiterführende Untersuchung mittels Durchflusszytometrie als nicht sinnvoll. Zusätzlich wurden allerdings ein unbehandeltes Kontrollferkel sowie ein Muttertier mit in die Untersuchungen einbezogen. So konnte sichergestellt werden, dass sowohl der Ausgangswert vor Transplantation, als auch die sich zeigenden Veränderungen des Immunsystems – die der normalen Entwicklung der Ferkel entsprechen – berücksichtigt wurden.

In Abbildung 11 sind die Mittelwerte für die beiden Untersuchungsgruppen (1) autofetale und (2) allogene Transplantation der Amnionmembran mit den zugehörigen Standardfehlern für die CD3- und CD8-positiven T-Lymphozyten dargestellt. Diese Zellen entsprechen den zytotoxischen T-Lymphozyten. Nach der Transplantation ist in beiden Gruppen ein Anstieg der positiven T-Zellen zu messen, welcher jedoch ebenso beim Kontrolltier auffällt. Das Muttertier weist von Beginn an einen deutlich höheren Prozentsatz an positiven Zellen auf, deren Höhe im Untersuchungszeitraum allerdings nur gering schwankt.

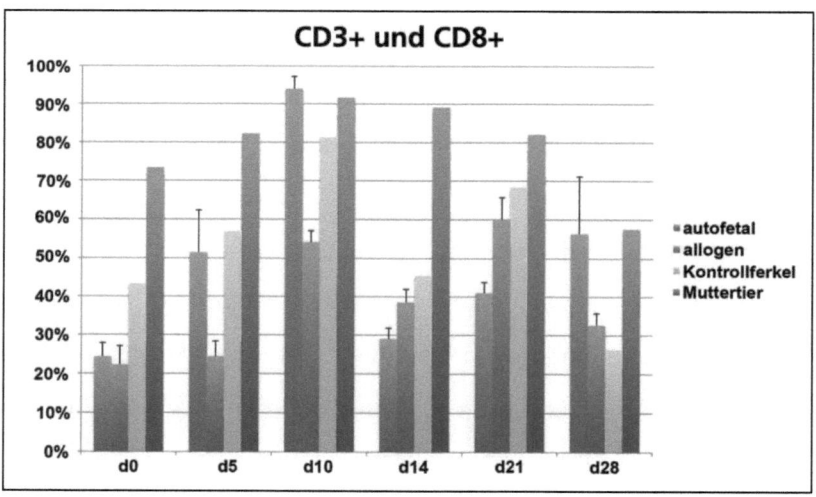

Abbildung 11: Anteil zytotoxischer T-Lymphozyten im Verlauf

In Tabelle 14 sind die zugehörigen Mittelwerte und Standardabweichungen dargestellt.

Tabelle 14: Messwerte für die Durchflusszytometrie der CD3 und CD8+ T-Zellen (Mittelwerte±Standardabweichungen, in % der Gesamtpopulation)

Tag	Gruppe			
	autofetal	allogen	Kontrollferkel	Muttertier
0	24,40±3,44	22,30±4,79	43,20	73,40
5	51,45±10,87	24,44±3,95	56,90	82,30
10	93,93±3,27	54,13±2,95	81,35	91,60
14	29,05±2,78	38,53±3,35	45,50	89,10
21	41,03±2,68	60,08±5,58	68,35	82,10
28	56,40±14,76	32,61±3,14	26,45	57,55

Zur Beurteilung einer möglichen Immunantwort auf die transplantierten Membranen ist das Verhältnis von CD4- zur CD8-positiven T-Zellen innerhalb der Gesamtpopulation der CD3-positiven T-Lymphozyten auszuwerten. In Abbildung 12 sind die so aufgeschlüsselten Zellen abgebildet. Die Gesamtzahl der CD3+ T-Lymphozyten zeigt die Zellen der spezifischen zellulären Immunabwehr. Deutliche Unterschiede zwischen den Gruppen bestehen nicht. Es fällt jedoch der geringere prozentuale Anteil der CD3-positiven T-Zellen am 21. postoperativen Tag in der autofetalen Gruppe sowie der geringere Ausgangswert in der Kontrollgruppe auf.

Ergebnisse

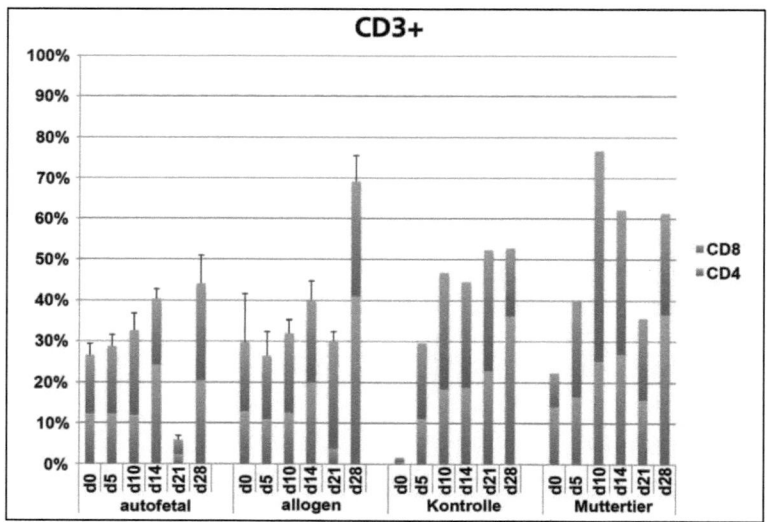

Abbildung 12: CD3-positive T-Zellen, aufgeschlüsselt nach CD4+ und CD8+

ERGEBNISSE

In Tabelle 15 sind die zugehörigen Mittelwerte und Standardabweichungen dargestellt.

Tabelle 15: Anteil von CD3+ T-Zellen in der Durchflusszytometrie
(Mittelwerte±Standardabweichungen, in % der Gesamtpopulation)

Tag	Gruppe			
	autofetal	allogen	Kontrollferkel	Muttertier
0	26,6±2,82	29,8±11,80	1,6	22,4
5	28,7±2,77	26,5±5,88	29,6	40,0
10	32,5±4,25	31,9±3,30	46,8	76,7
14	40,3±2,44	40,2±4,54	44,5	62,1
21	5,9±1,05	30,0±2,33	52,4	35,6
28	44,0±6,98	69,1±6,42	52,8	61,3

Die Darstellung des Quotienten aus CD4- und CD8-positiven T-Zellen in Abbildung 13 ermöglicht eine differenziertere Betrachtung der Messwerte. Der Quotient ist zu Beginn der Versuche bei allen 3 Ferkelgruppen vergleichbar hoch. Lediglich das Muttertier weist eine Verhältnis auf, das zu den CD4-Zellen verschoben ist (Q = 1,71). Die Rohdaten und Abbildung 12 zeigen allerdings, dass dies an einer verringerten Anzahl von CD8-positiven T-Zellen liegt.

Die ersten drei Zeitpunkte sind für alle drei Ferkelgruppen nicht auffallend verschieden. Erst an Tag 14 ist in der autofetalen Versuchsgruppe ein deutlicher Anstieg des Quotienten zu erkennen.

Dieser ist in weniger starker Ausprägung auch in der allogenen Versuchsgruppe nachweisbar. Beide Peaks resultieren bei einer genaueren Betrachtung der Rohdaten auf einem sprunghaften Anstieg der CD4-positiven T-Lymphozyten. Lediglich an Tag 21 ist in der allogenen Versuchsgruppe ein Absinken des Verhältnisses zu erkennen. Dies ist durch eine punktuell verringerte Anzahl von CD4-positiven Zellen verursacht. Beim letzten Untersuchungszeitpunkt, 28 Tage nach der Implantation, ist in allen Ferkelgruppen ein deutlicher Anstieg der CD4/CD8 Ratio zu detektieren. Auch diese Veränderung liegt an einem kontinuierlich steigenden Prozentsatz der CD4-positiven T-Zellen.

Beim Muttertier ist über den Versuchszeitraum zunächst ein Absinken des Quotienten zu detektieren, welches sowohl durch Schwankungen der CD4- als auch der CD8-positiven T-Lymphozyten hervorgerufen ist. Am letzten Beobachtungszeitpunkt weist sie einen dem Ursprungswert ähnlichen Quotienten auf.

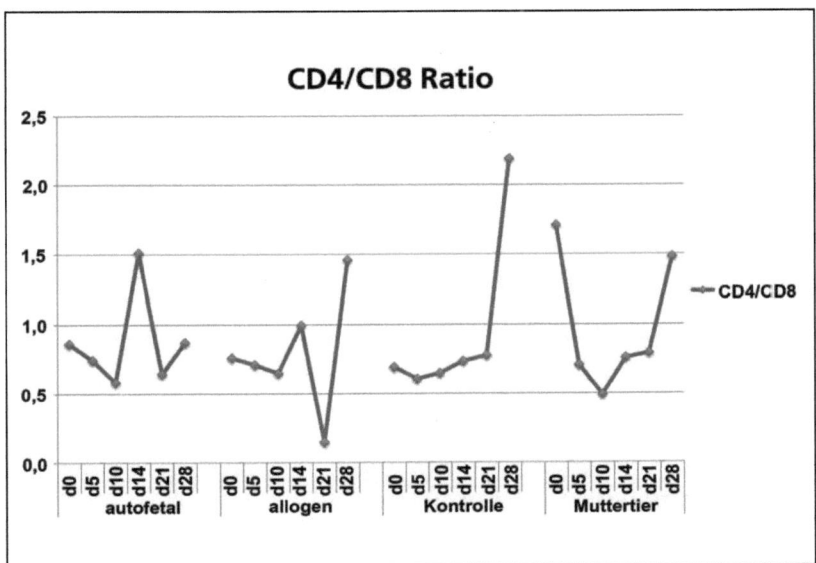

Abbildung 13: Verhältnis CD4/CD8 positive T-Zellen im Verlauf

In Tabelle 16 sind die zur Diagrammerstellung verwendeten Quotienten dargestellt.

ERGEBNISSE

Tabelle 16: Quotient der CD4/CD8 positiven T-Zellen

Tag	Gruppe			
	autofetal	allogen	Kontrollferkel	Muttertier
0	0,86	0,76	0,70	1,71
5	0,75	0,71	0,61	0,71
10	0,58	0,65	0,65	0,49
14	1,51	0,99	0,74	0,76
21	0,64	0,15	0,78	0,80
28	0,87	1,46	2,19	1,48

4.4 Histologische Untersuchung

Bei der histologischen Beurteilung der Hautstanzen erfolgte eine zunächst qualitative Beschreibung der Gewebeveränderungen. Die Amnionmembran war auf den Schnitten größtenteils nicht mehr vorhanden, da sie sich entweder nicht adhäsiv am durchstanzten Hautareal befand oder im weiteren Verlauf von der Stanze nicht mehr erfasst wurde oder bereits resorbiert war. Beurteilt wurden die Epidermis, das Stratum papillare und retikulare der Dermis, die Subcutis mit Fettgewebe und Granulationsgewebe. Die Haut eines unbehandelten Tieres diente als Kontrolle. Im Allgemeinen lässt sich der Wundheilungsprozess in beiden Untersuchungsgruppen wie folgt beschreiben: Die Epidermis ist in allen Schnitten vorhanden und stellt sich normal dar. Das Stratum papillare der Dermis ist pathologisch verändert und kann von dem darunterliegenden Stratum retikulare nicht unterschieden werden. Die ersten Stanzen wurden am Tag fünf entnommen, so dass bereits die resorptive/proliferative Wundheilungsphase begonnen hatte.

Tag 5

In der autofetalen Gruppe stellen sich an Tag fünf viele Stanzen locker ödematös dar, so dass sie im Bereich der Dermis/Subcutis vom Rest der Biopsie abgerissen sind. Die Dermis weist ein Ödem auf, welches teilweise bis in die Subcutis reicht. Diese ist resorbiert und es ist ein ungeordnetes Granulationsgewebe erkennbar. Das Granulationsgewebe besteht aus Myofibroblasten, welche – wie in Abbildung 14 dargestellt – durch die Aktinfärbung markiert wurden, sowie Fibroblasten, Gefäßendothelzellen und Makrophagen. Die Epidermis stellt sich normal dar.

Die allogene Gruppe weist keine Zeichen auf eine akut abszedierende Entzündung auf. Es existieren auf manchen Schnitten Anschnitte eines von lockerem Granulationsgewebe begrenzten zystischen Hohlraumes, von dem sich teilweise eine hyaline Membran abgrenzen lässt. Des Weiteren imponiert ein lockeres zell- und gefäßreiches Granulationsgewebe mit schütterem Entzündungsinfiltrat aus Granulozyten, Makrophagen, Fibroblasten und Lymphozyten. Das Fettgewebe ist spärlich in Läppchen gegliedert und von einem Ödem, Schaumzellen und Makrophagen sowie zahlreichen Gefäßen mit aktiviertem Endothel, und perivaskulärem Infiltrat aus Makrophagen und Fibroblasten durchsetzt. Auch die Dermis ist ödematös verändert und etwas zellreicher. Die Epidermis stellt sich wie in der autofetalen Gruppe normal dar.

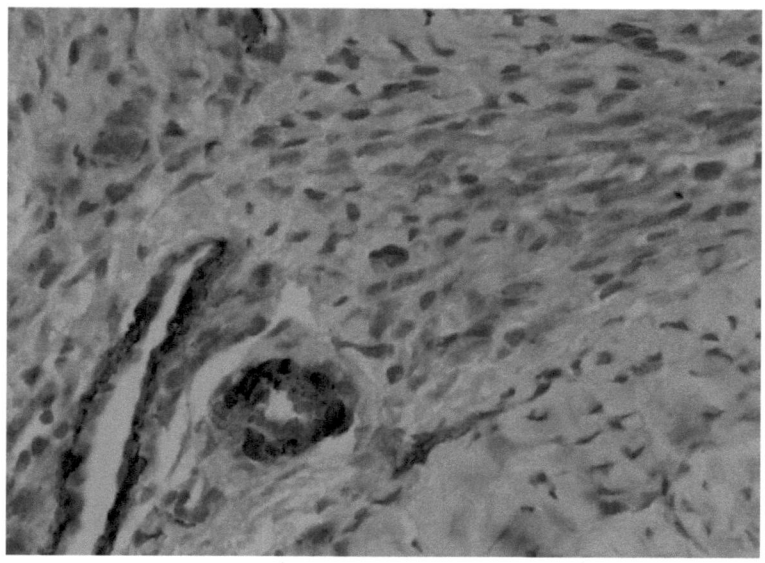

Abbildung 14: Aktinfärbung, Tag 5, 40-fache Vergrößerung

Tag 10

An Tag 10 weist die autofetale Gruppe in der Transplantatregion ein Granulationsgewebe mit vermehrter extrazellulärer Matrix auf. Daneben existieren Anteile einer homogen hyalinen Membran, welche an die Basalmembran der Amnionmembran erinnern. Daran grenzt ein ungeordnetes Fibroblastengewebe, zahlreiche Makrophagen, Granulozyten, sowie vereinzelt Lymphozyten und Schaumzellen. Es ist keine Fremdkörperreaktion zu beobachten. Das Fettgewebe ist überwiegend resorbiert und besteht aus Schaumzellaggregaten und wenigen residuellen atrophierten Fettgewebsläpppchen. Es finden sich zahlreiche dilatierte Gefäße, die ein aktiviertes Endothel, perivaskuläre Fibroblasten und Makrophageninfiltrate aufweisen. In der Dermis finden sich einzelne Granulozyten. Sie ist ödematös aufgelockert und etwas zellreicher. Die Epidermis ist mit Haarfollikeln und Drüsen regelgerecht ausgestattet.

ERGEBNISSE

In der allogenen Versuchsgruppe ist kein Hohlraum mehr erkennbar bzw. angeschnitten. Das Granulationsgewebe weist eine vermehrte extrazelluläre Matrix auf. Die Fettzellen sind durch Makrophagen phagozytiert worden, es entstehen wie in Abbildung 15 Fett-Schaumzellen. Teilweise liegen zarte Kollagenfasern vor und die Zellen richten sich in der Horizontalen aus, der Gefäßverlauf ist im Gegensatz dazu vertikal.

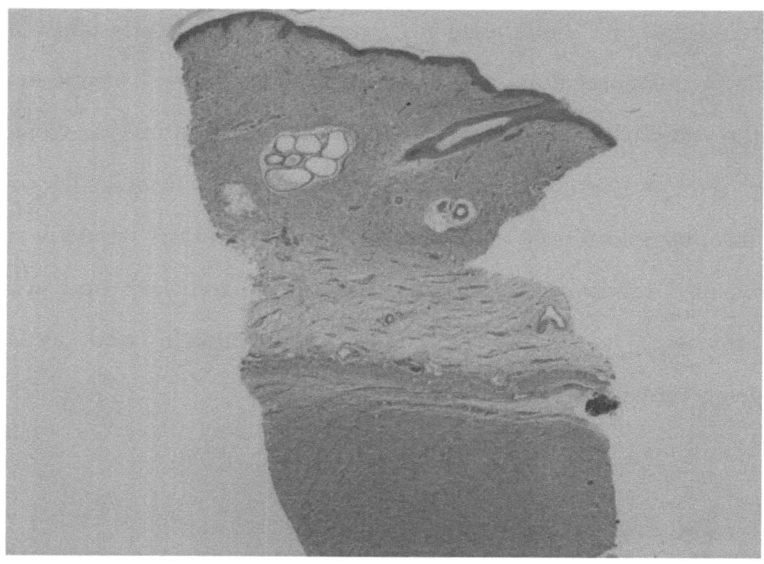

Abbildung 15: HE Färbung, Tag 10, 2-fache Vergrößerung

Tag 14

Vierzehn Tage nach der Implantation der Membranen existiert in der autofetalen Versuchsgruppe eine Rückbildung der entzündlichen Veränderungen von außen (Oberfläche) zum Zentrum der Entzündung (Tiefe). Zentral ist ein Granulationsgewebe sichtbar, das etwas weniger zellreich nach außen mit kleineren spindelförmigen Zellen durchsetzt ist. Es besteht ein geordneter Aufbau von horizontal angeordneten Zellen und vertikal verlaufenden Gefäßen. Eine etwaige Fremdkörperreaktion ist auch zu diesem Zeitpunkt nicht nachweisbar. Das ödematöse Bindegewebe ist gefäßreich und ähnlich Tag 10 von zarten Fettgewebsanteilen und Schaumzellen durchsetzt (Abbildung 16). Das Ödem der Dermis bildet sich zurück, Epidermis und Hautanhangsgebilde erscheinen normal.

In der allogen Versuchsgruppe ist eine granulozytäre Demarkation der Transplantatregion sichtbar. Die Regeneration des Fettgewebes ist ebenfalls von der Oberfläche bis zur Tiefe nachvollziehbar. In der oberflächlichen Schicht ist das Fettgewebe bereits in zarte Läppchen gegliedert. Die Lipozyten sind noch etwas kleiner und zellreicher als normal. Die äußere Cutis entspricht der Norm.

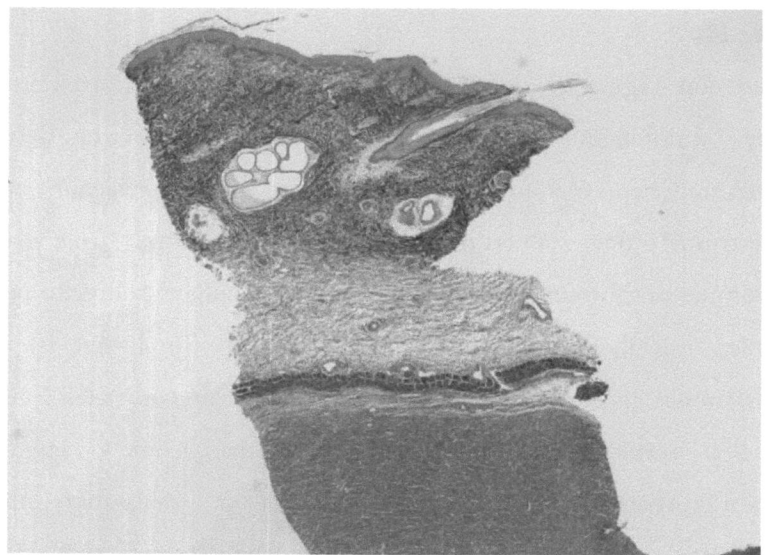

Abbildung 16: EvG Färbung, Tag 10, 2-fache Vergrößerung

Tag 21

An Tag 21 fällt in der autofetalen Gruppe ein zellärmeres Granulationsgewebe mit Kollagenfaserbildung, Fibrose und geringer chronisch-resorptiver Entzündung mit einzelnen Fremdkörperriesenzellen und Schaumzellen auf. Das Fettgewebe ist unregelmäßig in läppchenförmigen Lipozytenregeneraten aufgebaut und es besteht noch immer ein Ödem. Die Dermis weist eine fast normale Konfiguration auf, ist allerdings zum Teil etwas ödematös.

In der allogenen Versuchsgruppe imponiert ein fokal angeschnittenes fibrosiertes Bindegewebe mit zahlreichen Fibroblasten und umgebendem locker ödematösen Gewebe in der Tiefe. Es existieren durch die vorherigen Biopsien iatrogene Blutungsresiduen mit beginnender Fibrosierung. Die oberflächliche Subcutis ist mit überwiegend wiederhergestelltem Fettgewebe in zarten Läppchen ausgeprägt. Auch hier ist ein Ödem, sowie ein geringes, perivaskulär betontes, lymphozytäres Entzündungsinfiltrat sichtbar. Die Cutis ist ohne pathologischen Befund.

Tag 28

Der Untersuchungszeitpunkt ist überwiegend durch ähnliche Erscheinungen wie Tag 21 gekennzeichnet. Es sind allerdings keine Fettgewebs-Regenerate angeschnitten. Die Subcutis ist von faserreichem Bindegewebe eingenommen. Nur fokal finden sich Fettgewebsanteile am Rand der Transplantatregion. Die Zellzahl verringert sich allmählich und die Differenzierung von runden Fibroblasten zu langgestreckten Fibrozyten kann beobachtet werden.

Im fortschreitenden Wundheilungsverlauf stellt sich die allogene Gruppe mit einer Regeneration ausgehend von den tieferen

Dermisschichten zur Oberfläche hin dar. Es kommt zur Bildung von Kollagenfasern und zur Abnahme der Zellzahl. Die Anzahl der Gefäße nimmt zu, diese richten sich zunehmend vertikal aus.

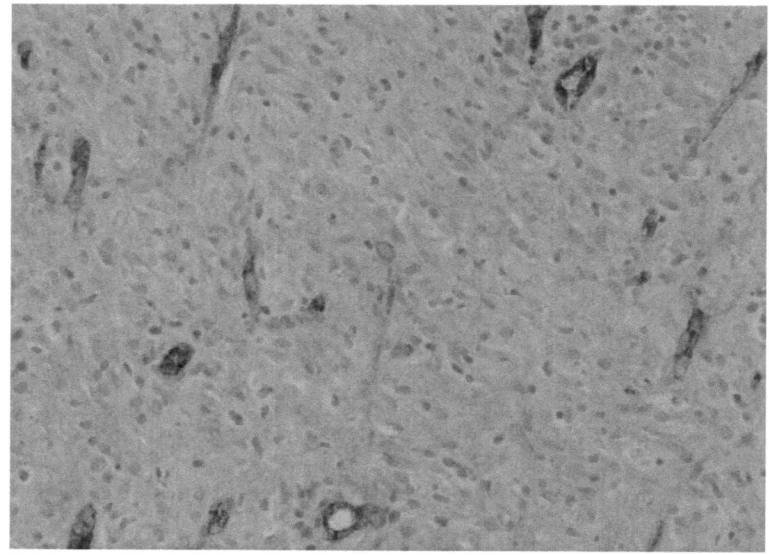

Abbildung 17: von Willebrand Faktor-Färbung, Tag 21, 20-fache Vergrößerung

Tag 90

Am Finaltag findet sich in der Subcutis der autofetalen Gruppe ein faserreiches Bindegewebe, einzelne Fibroblasten, Makrophagen, Lymphozyten und vermehrt ausgereifte Fibrozyten. Das subcutane Fett ist noch etwas unregelmäßig gestaltet und in kleinen Läppchen gegliedert. Außerdem wird es von unregelmäßig fibrosierten Septen durchzogen. Die Dermis und insbesondere das Stratum retikulare sind breit, und regelgerecht aufgebaut. Die Epidermis ist wie über den gesamten Beobachtungszeitraum unauffällig.

Auch in der allogenen Gruppe zeigt sich ein normaler Aufbau von Cutis und Subcutis. Es existieren keine Residuen des Defektes. Eine Kollagenstruktur, die mit der gesunden Hautstanze vergleichbar ist, wird jedoch bei Tag 90 nicht erreicht.

5 Diskussion

Ziel der vorliegenden Studie war es, die Eignung porciner Amnionmembran als Transplantatmaterial auf immunologischer Ebene zu evaluieren und die Reaktion des Empfängerorganismus für einen späteren Verschluss von oronasalen Fisteln im Schweinemodell zu testen. Dazu wurde autofetale und allogene Amnionmembran im Rahmen von Kaiserschnitten gewonnen und im unkonservierten Zustand transplantiert. Nach Transplantation der Amnionmembran in vorliegender Arbeit traten während des gesamten Zeitraums keine klinisch und histologisch nachweisbaren überschießenden Entzündungsreaktionen auf.

5.1 Diskussion des Tiermodells

Das etablierte Tiermodell erlaubt es, die Immunreaktion des Empfängerorganismus bei der Transplantation von autofetaler und allogener frischer Amnionmembran zu untersuchen. Es war über den Nachbeobachtungszeitraum von 90 Tagen möglich, Proben zu den vorher definierten Zeitpunkten von jedem Ferkel zu entnehmen und die geplanten Untersuchungen durchzuführen. Das Schwein zu Studien der Wundheilung zu nutzen ist weit verbreitet, da es durch die Analogien der äußeren Haut als ideales Versuchstier gilt

Diskussion

(Steinstraesser et al., 2006, S. 279).

Ziel der autofetalen Amnionmembrantransplantation war die möglichst nahe Simulation einer möglichen Umsetzung am Menschen. Bei humanen Feten ist die Gewinnung der Amnionmembran im Rahmen der routinemäßigen Kaiserschnitte problemlos möglich und selbst bei Mehrlingsgeburten kann die Plazenta fast immer eindeutig zugeordnet werden. Als Nachteil des entwickelten Modells kann die Schwierigkeit der Zuordnung bei der Gewinnung der Amnionmembran während der Sectio caesarea gesehen werden, da immer nur die Membran eines gesamten Wurfes gewonnen werden kann und nicht für jedes Ferkel einzeln. Daher kann das Modell nicht exakt die humane Situation der autofetalen Transplantation abbilden, sondern hat seine Grenze in der maximal möglichen genetischen Verwandtschaft bei einer Transplantation zwischen Geschwistern bzw. mehreiigen Zwillingen. Der mögliche Einfluss dieses unvermeidlichen Faktors auf die Untersuchungsergebnisse ist nicht quantifizierbar. Es ist jedoch durch die hohe genetische Verwandtschaft von Geschwistern eines Wurfes davon auszugehen, dass eine exakte Zuordnung der Membranen keine signifikant verschiedenen Ergebnisse geliefert hätte (Uimari et al., 2011, S. 42). Auch die Operation der erst einen Tag alten Ferkel verlief komplikationslos. Der Eingriff wurde von

DISKUSSION

allen Tieren problemlos überstanden und es war kein Verhalten sichtbar, das auf mögliche Schmerzen hindeutete. Die weitaus größere Herausforderung bestand in dem nicht vorhersagbaren Verhalten der Muttertiere. Obwohl durch die Haltung in Abferkelboxen eine vermeintliche Sicherheit für die Ferkel bestand, wurden einige Ferkel während der ersten Nächte durch das Muttertier erdrückt. Dieses Problem liegt allerdings nicht am Studiendesign, sondern wird auch in der normalen Schweinezucht regelmäßig beobachtet (Fraser, 1990, S. 355).

5.2 Diskussion der immunologischen Charakterisierung

Bei der Immunphänotypisierung der Amnionmembranarten ist die Reaktion des zellulären Immunsystems des Schweins von besonderem Interesse. Diesbezüglich weist das Schwein allerdings eine Reihe von Besonderheiten auf. So werden die Feten des Schweins im Gegensatz zu Primaten und Nagern über eine Plazenta epitheliochorialis ernährt. Die Besonderheit liegt hierbei in der fehlenden Übertragung von Antikörpern der Mutter auf die Ferkel während der Reifung im Uterus. Durch diese immunologische Trennung von der Mutter sind die Ferkel bei der Geburt immunologisch völlig unreif. Die Ausbildung des Immunsystems hängt beim Schwein wesentlich von der Aufnahme der ersten

Muttermilch ab (Danielsen et al., 2011, S. 101). Über diese als Kolostrum bezeichnete Milch nehmen die Ferkel bioaktive Proteine auf, welche für die Entwicklung des adaptiven Immunsystems von entscheidender Bedeutung sind (Politis et al., 2008, S. 253). Die so aufgenommenen Antikörper passieren in den ersten Stunden nach der Geburt die Darmmukosa und können systemisch wirken.

Da nur wenige Arbeitsgruppen überhaupt eine Immuncharakterisierung des porcinen Immunsystems durchführen, sind mögliche Vergleichsgrößen rar. Zusätzlich schwanken die Angaben für ein unstimuliertes Immunsystem stark (Tuchscherer et al., 2009, S. 380; Zhao et al., 2011, S. 15005). Daher stellt die interindividuelle Verlaufsbeobachtung zwischen der Behandlungs- und Kontrollgruppe eine verlässlichere Größe dar als die Verwendung von Literaturangaben als Referenz.

DISKUSSION

In der Bestimmung der mRNA Level mittels RT-PCR besteht eine Möglichkeit zu Beurteilung der Immunreaktion auf das Transplantat. Durch die Stanz-biopsien wurde lokoregionäres Gewebe, das im Kontakt zum Transplantat stand, gewonnen und analysiert. Die Methode birgt allerdings den Nachteil, dass potentielle posttranskriptionelle Veränderungen des Proteoms nicht erfasst werden. Daher wurden neben der Untersuchung der mRNA auch die Proteinlevel im Western Blot analysiert. Die untersuchten Entzündungs-mediatoren Interleukin 1 beta (IL-1ß) und der Tumor-Nekrose-Faktor alpha (TNF-α) sind pro-inflammatorische Zytokine, die alleinig und auch synergistisch jede Zelle des Organismus beeinflussen können (Dinarello, 1995, S. 492). In der Literatur sind Studien zu finden, die einen Transplantations-misserfolg direkt mit einer erhöhten IL-1ß und TNF-α Konzentration in Verbindung bringen (Cypel et al., 2011, S. 452). Der hier gezeigte postoperativen Anstieg von IL-1b korreliert gut mit den in der Histologie gesehenen Entzündungsreaktionen an der Grenzfläche des Transplantats mit dem Bindegewebe. Nach 10 Tagen sinkt die Expression der entsprechenden Genabschnitte ab und fällt bis zum Ende des Beobachtungszeitraums kontinuierlich weiter. Für TNF-α konnte dies so nicht nachgewiesen werden. Die Expression blieb auf dem Ausgangslevel. Insgesamt zeigen die

Ergebnisse der PCR, dass die Amnionmembran eine gute immunologische Verträglichkeit im Empfängerorganismus aufweist. Auffällig ist jedoch ein ausschließlich auf genomischer Ebene zu detektierender Wechsel der Expressionshöhe am 28. postoperativen Tag. Da der Zeitraum zwischen den Geburten der Ferkel zum Teil mehrere Wochen beträgt und somit nicht alle Ferkel am selben Tag transplantiert wurden, sind exogene Einflüsse auf die Versuchstiere auszuschließen. Auch können exogene Einflüsse wie z.B. das Absetzen der Ferkel von der Mutter nicht als Erklärung herangezogen werden, da beide Versuchsgruppen nach einem identischen Zeitraum von vier Wochen von der Mutter getrennt wurden.

Mit der Bestimmung der Proteine im Western Blot konnten mögliche posttranskriptionelle Veränderungen erfasst werden bzw. die Ergebnisse der PCR bestätigt werden. Zur Analyse wurden allerdings wie schon bei der PCR die homogenisierten Proben verwendet und es konnte somit immer nur ein Mittelwert der gesamten Biopsie gemessen werden. Eine ausschließliche Auswertung der Grenzfläche zum Transplantat ist durch die zu geringe Gewebemenge nicht möglich. Für den Proteingehalt von IL-1ß konnte ebenfalls ein Anstieg bis zum 21. postoperativen Tag festgestellt werden. Die Verzögerung im Vergleich zu den PCR-

Messwerten ist am ehesten mit der zeitlichen Verschiebung von Transkription und Translation der DNA und der erst später einsetzenden Degradation der Proteine durch Proteolyse zu erklären (Krizkova et al., 2011, S. 435).

Die Durchflusszytometrie gestattet im Gegensatz zu den lokoregionären Verfahren der Stanzbiopsien eine systemische Betrachtung der Immunreaktion. Es können durch Anfärben individuelle Untersuchungen großer Zellpopulationen durchgeführt werden und die verschiedenen Oberflächenantigene der T-Zellen detektiert werden (Pala et al., 2000, S. 107). Eine wie in dieser Arbeit genutzte Mehrfarben-Durchflusszytometrie erlaubt als einzige die exakte Identifikation einzelner T-Zell-Subspezies im Vollblut (Mascher et al., 1999, S. 115). Dabei ist jedoch mit der Ausgabe der Ergebnisse über den prozentualen Anteil positiver Zellen keine quantitative Angabe über die entsprechende Zellpopulation möglich sondern lediglich eine qualitative Aussage über den Anteil im Verhältnis zur Gesamt T-Zell-Zahl. Eine Berechnung der absoluten Zellzahl wäre nur mit einer zusätzlichen Methode möglich, bei der die Zellzahl gegen eine Referenz (z.B. TruCOUNT™ Beads) gemessen wird (Tong et al., 2007, S. 1613). Durch die Auswertung spezieller Immunparameter, wie dem

Quotienten aus CD4- und CD8-positiven T-Lymphozyten kann aber auch ohne diese Methodik eine Aussage zur Immunreaktion getroffen werden (Fireman et al., 1998, S. 706).

Dabei dürfen die Ergebnisse der Durchflusszytometrie trotz der Auswahl scheinbar geeigneter Antikörper nicht überinterpretiert werden, da murine/humane Antikörper nicht zwangsläufig kreuzreaktiv sind und nur wenige spezielle Antikörper für porcine Proben zur Verfügung standen. Zusätzlich ist eine reliable Gatingstrategie bei der Auswertung der Messwerte für aussagekräftige Ergebnisse unabdingbar. Durch das teilweise schlechte Bindungsvermögen der Antikörper und einem daraus resultierenden schwierigen Gating sind die Ergebnisse zur Unterstützung der PCR und Western Blot Ergebnisse geeignet, sollten jedoch nicht einzeln ausgewertet oder in Relation zu Messwerten anderer Arbeitsgruppen gesetzt werden. Bei einer erneuten Versuchsdurchführung sollte eine längere Phase zur Etablierung eingeplant werden. So könnte dann idealerweise auch auf die Möglichkeit der Herstellung von speziellen porcinen Antikörpern zurückgegriffen werden und die Spezifität der Bindung erhöht werden. Auch die Auswertung könnte so im Rahmen von Vorversuchen standardisiert und eine einheitliche Gatingstrategie festgelegt werden.

Trotz dieser Schwierigkeiten konnte die Immunreaktionen nach der Transplantation der Membranen detektiert werden. Die Ausreifung des nach der Geburt noch nicht entwickelten Immunsystems lässt sich anhand des kontinuierlichen Anstiegs der CD4- und CD8-positiven T-Lymphozyten nachvollziehen. Innerhalb der ersten vier Lebenswochen ist ein Anstieg beider Subpopulationen nachweisbar. Das Absinken des CD4/CD8 Quotienten beruht allerdings nicht auf einem eventuellen Ansteigen der CD8-positiven T-Lymphozyten, sondern ist in einem stärkeren Anstieg der CD4-positiven T-Zellen begründet. Ein akuter Anstieg der CD8-positiven zytotoxischen T-Lymphozyten würde im Umkehrschluss mit einer niedrigeren CD4/CD8-Ratio einhergehen. Diese Konstellation würde im Allgemeinen auf eine Immunstimulation hindeuten (Campanelli et al., 2002, S. 39). Die Ergebnisse des Muttertiers zeigen Schwankungen, welche bei den Ferkeln so nicht zu beobachten waren. Dies ist vermutlich in den unterschiedlichen Haltungsorten der Tiere begründet. Nach dem Absetzen der Ferkel wird die Muttersau in einem anderen Stall gehalten, in dem eventuell andere Umwelteinflüsse herrschen und eine von den Ferkeln verschiedene Reaktion des Immunsystems hervorrufen können.

DISKUSSION

Die in den Transplantatgruppen festgestellten Reaktionen sind insbesondere vor dem Hintergrund einer direkten Kontrollgruppe mit unbehandelten Tieren nicht als eine Immunantwort auf das transplantierte Gewebe, sondern vielmehr als normale Ausreifung eines noch nicht entwickelten Immunsystems zu verstehen. Die Ergebnisse zeigen, dass bei einer allogenen Amnionmembrantransplantation keine andere Immunantwort des Empfängerorganismus zu erwarten ist, als bei einer autofetalen Transplantation. Das Fehlen von Entzündungs- oder Abstoßungsreaktionen bei der Transplantation von Amnionmembranen ist Ergebnis einer kaum vorhandenen Immunantwort.

Der klinische Eindruck einer komplikationslosen Wundheilung konnte auch in der Histologie in beiden Gruppen nachvollzogen werden und entspricht den Erwartungen aus Vorversuchen und der Literatur (Iijima et al., 2007, S. 513; Kesting et al., 2009, S. 930). Die Gründe für die positiven Eigenschaften der Amnionmembran liegen vermutlich an der hohen Zahl an Wachstumsfaktoren, welche in der Amnionmembran nachgewiesen werden konnten. So wies Koizumi et al. im Jahr 2000 die Wachstumsfaktoren EGF, TGF-α, KGF, HGF, bFGF, TGF-β-1, -β-2, -β-3 in kryokonservierter Amnionmembran nach (Koizumi et al., 2000, S. 173).

DISKUSSION

Das nach einem operativen Eingriff, wie der Präparation einer 4 cm² großen subcutanen Tasche, auch nach 90 Tagen noch Veränderungen der Kollagenstruktur im Vergleich zu einem nicht operierten Schwein feststellbar waren, stellt keinen Effekt der Amnionmembran dar, sondern ist in der Literatur auch für andere Untersuchungen zur Narbenbildung nach diesem Zeitraum zu finden (Zhu et al., 2004, S. 518). Man könnte zur genaueren Untersuchung der Wundheilung bei einer Wiederholung des Versuchs eine vierte Versuchsgruppe identisch operieren, aber keine Membran transplantieren. So könnte die bereits in der Literatur zu erwartende schnellere Wundheilung (Rinastiti et al., 2006, S. 247) sowie die Verhinderung von Narbenkontrakuren (Szabo et al., 2000, S. 125) genauer untersucht werden und Effekte der Amnionmembran direkt verglichen werden.

Die festgestellten Gewebeveränderungen sind sowohl in der autofetalen als auch in der allogenen Behandlungsgruppe zu beobachten. Es lässt sich kein signifikanter Unterschied im Wundheilungsverlauf in den beiden Gruppen beobachten. Allerdings ist zwischen Tag 14 und Tag 28 eine vermehrte chronische Entzündung bei der allogenen Gruppe nachweisbar. Das Ergebnis der histologischen Untersuchung fügt sich somit in die gewonnenen Erkenntnisse der molekularbiologischen Tests ein, bei denen ebenfalls keine signifikanten Unterschiede detektiert werden konnten.

Beide Membranen lassen sich in der Zusammenschau aller Ergebnisse somit gleich gut als biokompatibles Material einsetzen und führen zu identischen Resultaten. Die zu detektierenden Unterschiede verursachen im klinischen Verlauf keine signifikanten Unterschiede. Aus den Ergebnissen lässt sich keine eindeutige Präferenz für die Verwendung von autofetaler oder allogener Amnionmembran ableiten. Dies stellt einen großen Vorteil für die Fälle dar, in denen während der Geburt keine Membran gewonnen werden konnte – zum Beispiel bei nicht geeigneter Plazenta oder Spendermutter. Aber auch in strukturschwachen Regionen der Erde ergibt sich so die Möglichkeit die logistisch und labortechnisch aufwändige Aufbereitung zu umgehen und dem Patienten trotzdem diese Art der Behandlung zukommen lassen zu können. So entsteht durch die Verwendung von allogener humaner Amnionmembran die Möglichkeit, auch Patienten in entwicklungsschwächeren Ländern eine hervorragende Therapie zukommen zu lassen.
Trotzdem sollte bei passenden Voraussetzungen auf eine autofetale Membran zurückgegriffen werden. Zum einen findet die Entbindung bei Kindern mit vorbekannter Lippen-Kiefer-

Diskussion

Gaumenspalte fast ausschließlich über eine Sectio caesarea statt, zum anderen ruft die Verwendung eines vom Prinzip her autologen Transplantates gerade bei einem Neugeborenen weniger ethische Fragen auf. Die Verwendung eines immuntoleranten humanen Gewebes stellt auch Iijima et al. zur bevorzugten Verwendung der Amnionmembran für den erwachsenen Patienten heraus (Iijima et al., 2007, S. 513).

6 Ausblick

Aktuell werden Amnionmembranen unter anderem für die Rekonstruktion der Augenoberfläche (Dua et al., 2004, S. 51), in der Hernienchirurgie (Kesting et al., 2008, S. 684), bei Blasenrekonstruktion (Iijima et al., 2007, S. 513), der Behandlung von venösen Beinulzerationen (Mermet et al., 2007, S. 459) und Verbrennungen (Kesting et al., 2008, S. 907) eingesetzt.

Diese Arbeit konnte zeigen, dass sowohl autofetale als auch allogene Membranen gleich gut vom Empfängerorganismus toleriert werden und bei einer Transplantation in immunkompetente Gewebe keine Abstoßungsreaktionen zu erwarten sind. Mit Hilfe der Pränataldiagnostik ergibt sich so die Möglichkeit, autofetale Amnionmembran bei Kindern mit zu erwartender Lippen-Kiefer-Gaumen-Spalte während der Sectio caesarea zu asservieren, aufzubereiten und bei den folgenden Operationen als Gewebeersatz zu nutzen.

Durch die Zusammenarbeit mit der Blutzentrale des Roten Kreuzes ist die Asservierung, Aufbereitung und Lagerung von humaner Amnionmembran mittlerweile in unserer Abteilung behördlich genehmigt, so dass zukünftigen Patienten diese Rekonstruktionstechnik angeboten werden könnte. Die bislang aus

Aufklärungsgesprächen resultierenden Erfahrungen zeigen, dass der psychologische Effekt einer „eigenen" Membran von den Eltern betroffener Kinder positiv aufgefasst wird. Sie möchten diese Option gerne wahrnehmen und bekommen das Gefühl, dass sie die Therapie aktiv unterstützen können.

7 Literaturverzeichnis

1. Borowitz MJ, Bray R, Gascoyne R, Melnick S, Parker JW, Picker L, Stetler-Stevenson M
   "U.S.-Canadian Consensus recommendations on the immunophenotypic analysis of hematologic neoplasia by flow cytometry: data analysis and interpretation."
   Cytometry 30 (1997) 236-244.

2. Bourne GL
   "The microscopic anatomy of the human amnion and chorion."
   American journal of obstetrics and gynecology 79 (1960) 1070-1073.

3. Bourne GL, Lacy D
   "Ultra-structure of human amnion and its possible relation to the circulation of amniotic fluid."
   Nature 186 (1960) 952-954.

4. Brindeau A
   "Création d'un vagin artificiel à l'aide des membranes ovulaires d'un oeuf à terme."
   Gynéc et obstétr 29 (1934) 385.

5. Burger K
   "Artificial vaginal reconstruction with the help of amnios."
   Zentralblatt Für Gynakol (1937) 2437-2440.

6. Bütow K
   "Treatment of Facial Cleft Deformities. An Illustrated Guide."
   St. Louis (1995), Ishiyaku EuroAmerica, Inc.

7. Campanelli R, Palermo B, Garbelli S, Mantovani S, Lucchi P, Necker A, Lantelme E, Giachino C
   "Human CD8 co-receptor is strictly involved in MHC-peptide tetramer-TCR binding and T cell activation."
   International immunology 14 (2002) 39-44.

8. Chao YC, Humphreys S, Penfield W
   "A New Method of preventing Adhesions. The Use of Amnioplastin after Craniotomy."
   British medical journal 1 (1940) 517-538 511.

9. Clark JM, Saffold SH, Israel JM
   "Decellularized dermal grafting in cleft palate repair."
   Archives of facial plastic surgery : official publication for the American Academy of Facial Plastic and Reconstructive Surgery, Inc. and the International Federation of Facial Plastic Surgery Societies 5 (2003) 40-44; discussion 45.

10. Cypel M, Kaneda H, Yeung JC, Anraku M, Yasufuku K, de Perrot M, Pierre A, Waddell TK, Liu M, Keshavjee S
    "Increased levels of interleukin-1beta and tumor necrosis factor-alpha in donor lungs rejected for transplantation."
    The Journal of heart and lung transplantation : the official publication of the International Society for Heart Transplantation 30 (2011) 452-459.

11. Danforth D, Hull RW
    "The microscopic anatomy of the fetal membranes with particular reference to the detailed structure of the amnion."
    American journal of obstetrics and gynecology 75 (1958) 536-547; discussion 548-550.

12. Danielsen M, Pedersen LJ, Bendixen E
    "An in vivo characterization of colostrum protein uptake in porcine gut during early lactation."
    Journal of proteomics 74 (2011) 101-109.

13. Davis JW
    "Skin transplantation with a review of 550 cases at the Johns Hopkins Hospital."
    Johns Hopkins Med J 15 (1910) 307.

14. Derijcke A, Eerens A, Carels C
    "The incidence of oral clefts: a review."
    The British journal of oral & maxillofacial surgery 34 (1996) 488-494.

15. deRötth A
    "Plastic repair of conjunctival defects with amniotic membranes."
    Arch Ophthalmol 23 (1940) 522.

16. Dinarello CA
    "Interleukin-1 and interleukin-1 receptor antagonist."
    Nutrition 11 (1995) 492-494.

17. Dino BR, Eufemio GG, De Villa MS
    "Human amnion : the establishment of an amnion bank and its practical applications in surgery."
    Journal of the Philippine Medical Association 42 (1966) 357-366.

18. Dua HS, Gomes JA, King AJ, Maharajan VS
    "The amniotic membrane in ophthalmology."
    Survey of ophthalmology 49 (2004) 51-77.

19. Faulk WP, Matthews R, Stevens PJ, Bennett JP, Burgos H, Hsi BL
    "Human amnion as an adjunct in wound healing."
    Lancet 1 (1980) 1156-1158.

20. Fernandes M, Sridhar MS, Sangwan VS, Rao GN
    "Amniotic membrane transplantation for ocular surface reconstruction."
    Cornea 24 (2005) 643-653.

21. Fireman E, Vardinon N, Burke M, Spizer S, Levin S, Endler A, Stav D, Topilsky M, Mann A, Schwarz Y, Kivity S, Greif J
    "Predictive value of response to treatment of T-lymphocyte subpopulations in idiopathic pulmonary fibrosis."
    The European respiratory journal : official journal of the European Society for Clinical Respiratory Physiology 11 (1998) 706-711.

22. Fraser D
    "Behavioural perspectives on piglet survival."
    Journal of reproduction and fertility. Supplement 40 (1990) 355-370.

23. Friede H
    "Maxillary growth controversies after two-stage palatal repair with delayed hard palate closure in unilateral cleft lip and palate patients: perspectives from literature and personal experience."
    The Cleft palate-craniofacial journal : official publication of the American Cleft Palate-Craniofacial Association 44 (2007) 129-136.

24. Fukuda K, Chikama T, Nakamura M, Nishida T
    "Differential distribution of subchains of the basement membrane components type IV collagen and laminin among the amniotic membrane, cornea, and conjunctiva."
    Cornea 18 (1999) 73-79.

25. Gajiwala K, Gajiwala AL
    "Evaluation of lyophilised, gamma-irradiated amnion as a biological dressing."
    Cell and tissue banking 5 (2004) 73-80.

26. Ganatra MA, Durrani KM
 "Method of obtaining and preparation of fresh human amniotic membrane for clinical use."
 JPMA. The Journal of the Pakistan Medical Association 46 (1996) 126-128.

27. Haberal M, Oner Z, Bayraktar U, Bilgin N
 "The use of silver nitrate-incorporated amniotic membrane as a temporary dressing."
 Burns, including thermal injury 13 (1987) 159-163.

28. Heiligenhaus A, Bauer D, Meller D, Steuhl KP, Tseng SC
 "Improvement of HSV-1 necrotizing keratitis with amniotic membrane transplantation."
 Investigative ophthalmology & visual science 42 (2001) 1969-1974.

29. Hennerbichler S, Reichl B, Pleiner D, Gabriel C, Eibl J, Redl H
 "The influence of various storage conditions on cell viability in amniotic membrane."
 Cell and tissue banking 8 (2007) 1-8.

30. Horch H-H, Bier J, Haunfelder D, Diedrich P
 "**Mund-Kiefer-Gesichtschirurgie.**"
 München [u.a.] (2007), Elsevier, Urban & Fischer.

31. Iijima K, Igawa Y, Imamura T, Moriizumi T, Nikaido T, Konishi I, Nishizawa O
 "Transplantation of preserved human amniotic membrane for bladder augmentation in rats."
 Tissue engineering 13 (2007) 513-524.

32. Kerschbaumer A
 "Es war einmal ... rund 100 Jahre nach Kreuzigung des Jesus von Nazareth in Rom."
 Österreichische Hebammenzeitung 2 (1999) 1-3.

LITERATURVERZEICHNIS

33. Kesting MR, Loeffelbein DJ, Classen M, Slotta-Huspenina J, Hasler RJ, Jacobsen F, Kreutzer K, Al-Benna S, Wolff KD, Steinstraesser L
    "Repair of oronasal fistulas with human amniotic membrane in minipigs."
    The British journal of oral & maxillofacial surgery 48 (2010) 131-135.

34. Kesting MR, Loeffelbein DJ, Steinstraesser L, Muecke T, Demtroeder C, Sommerer F, Hoelzle F, Wolff KD
    "Cryopreserved human amniotic membrane for soft tissue repair in rats."
    Annals of plastic surgery 60 (2008) 684-691.

35. Kesting MR, Wolff KD, Hohlweg-Majert B, Steinstraesser L
    "The role of allogenic amniotic membrane in burn treatment."
    Journal of burn care & research : official publication of the American Burn Association 29 (2008) 907-916.

36. Kesting MR, Wolff KD, Mucke T, Demtroeder C, Kreutzer K, Schulte M, Jacobsen F, Hirsch T, Loeffelbein DJ, Steinstraesser L
    "A bioartificial surgical patch from multilayered human amniotic membrane-In vivo investigations in a rat model."
    Journal of biomedical materials research. Part B, Applied biomaterials 90 (2009) 930-938.

37. Kirschner RE, Cabiling DS, Slemp AE, Siddiqi F, LaRossa DD, Losee JE
    "Repair of oronasal fistulae with acellular dermal matrices."
    Plastic and reconstructive surgery 118 (2006) 1431-1440.

38. Kluckhuhn C
    "Die Gier nach Blut."
    zm (2007) 32-39.

39. Koizumi NJ, Inatomi TJ, Sotozono CJ, Fullwood NJ, Quantock AJ, Kinoshita S
   "Growth factor mRNA and protein in preserved human amniotic membrane."
   Current eye research 20 (2000) 173-177.

40. Kothary PM
   "Preliminary report on the use of amniotic membrane as a graft after extensive oropharyngeal surgery."
   Indian J Med Sci 23 (1969) 329.

41. Kothary PM
   "Management of advanced cancer of the tongue."
   Indian journal of cancer 8 (1971) 35-39.

42. Kothary PM
   "Total glossectomy and repair with amniotic membrane."
   Journal of the Indian Medical Association 62 (1974) 87-88.

43. Krizkova S, Zitka O, Masarik M, Adam V, Stiborova M, Eckschlager T, Hubalek J, Kizek R
   "Clinical importance of matrix metalloproteinases."
   Bratislavske lekarske listy 112 (2011) 435-440.

44. Kruse FE, Joussen AM, Rohrschneider K, You L, Sinn B, Baumann J,
   Volcker HE
   "Cryopreserved human amniotic membrane for ocular surface reconstruction."
   Graefe's archive for clinical and experimental ophthalmology = Albrecht von Graefes Archiv fur klinische und experimentelle Ophthalmologie 238 (2000) 68-75.

45. Kubo M, Sonoda Y, Muramatsu R, Usui M
"*Immunogenicity of human amniotic membrane in experimental xenotransplantation.*"
Investigative ophthalmology & visual science 42 (2001) 1539-1546.

46. Laemmli UK
"*Cleavage of structural proteins during the assembly of the head of bacteriophage T4.*"
Nature 227 (1970) 680-685.

47. Lai DR, Chen HR, Lin LM, Huang YL, Tsai CC
"*Clinical evaluation of different treatment methods for oral submucous fibrosis. A 10-year experience with 150 cases.*"
Journal of oral pathology & medicine : official publication of the International Association of Oral Pathologists and the American Academy of Oral Pathology 24 (1995) 402-406.

48. Lawson VG
"*Oral cavity reconstruction using pectoralis major muscle and amnion.*"
Archives of otolaryngology 111 (1985) 230-233.

49. Lawson VG
"*Pectoralis major muscle flap with amnion in oral cavity reconstruction.*"
The Australian and New Zealand journal of surgery 56 (1986) 163-166.

50. Lee SH, Tseng SC
"*Amniotic membrane transplantation for persistent epithelial defects with ulceration.*"
Am J Ophthalmol 123 (1997) 303-312.

LITERATURVERZEICHNIS

51. Liao YF, Cole TJ, Mars M
"Hard palate repair timing and facial growth in unilateral cleft lip and palate: a longitudinal study."
The Cleft palate-craniofacial journal : official publication of the American Cleft Palate-Craniofacial Association 43 (2006) 547-556.

52. Malak TM, Ockleford CD, Bell SC, Dalgleish R, Bright N, Macvicar J
"Confocal immunofluorescence localization of collagen types I, III, IV, V and VI and their ultrastructural organization in term human fetal membranes."
Placenta 14 (1993) 385-406.

53. Maral T, Borman H, Arslan H, Demirhan B, Akinbingol G, Haberal M
"Effectiveness of human amnion preserved long-term in glycerol as a temporary biological dressing."
Burns : journal of the International Society for Burn Injuries 25 (1999) 625-635.

54. Mascher B, Schlenke P, Seyfarth M
"Expression and kinetics of cytokines determined by intracellular staining using flow cytometry."
Journal of immunological methods 223 (1999) 115-121.

55. Mason D, Workshop and Conference on Human Leucocyte Differentiation Antigens
"Leucocyte typing VII : white cell differentiation antigens ; proceedings of the seventh international workshop and conference held in Harrogate, United Kingdom."
Oxford [u.a.] (2002), Oxford Univ. Press.

56. Meller D, Pauklin M, Thomasen H, Westekemper H, Steuhl KP
"Amniotic membrane transplantation in the human eye."
Deutsches Arzteblatt international 108 (2011) 243-248.

LITERATURVERZEICHNIS

57. Menjoge AR, Navath RS, Asad A, Kannan S, Kim CJ, Romero R, Kannan RM
   "Transport and biodistribution of dendrimers across human fetal membranes: implications for intravaginal administration of dendrimer-drug conjugates."
   Biomaterials 31 (2010) 5007-5021.

58. Mermet I, Pottier N, Sainthillier JM, Malugani C, Cairey-Remonnay S, Maddens S, Riethmuller D, Tiberghien P, Humbert P, Aubin F
   "Use of amniotic membrane transplantation in the treatment of venous leg ulcers."
   Wound repair and regeneration : official publication of the Wound Healing Society [and] the European Tissue Repair Society 15 (2007) 459-464.

59. Murphy KP, Travers P, Walport M, Janeway C, Seidler L, Ehrenstein M
   "Janeway Immunologie."
   Heidelberg (2009), Spektrum Akad. Verl.

60. Murube J
   "Early clinical use of amniotic membrane in medicine and ophthalmology."
   The ocular surface 4 (2006) 114-118.

61. Ophof R, Maltha JC, Kuijpers-Jagtman AM, Von Den Hoff JW
   "Evaluation of a collagen-glycosaminoglycan dermal substitute in the dog palate."
   Tissue engineering 13 (2007) 2689-2698.

62. Ophof R, Maltha JC, Kuijpers-Jagtman AM, Von den Hoff JW
   "Implantation of tissue-engineered mucosal substitutes in the dog palate."
   European journal of orthodontics 30 (2008) 1-9.

63. Ophof R, Maltha JC, Von den Hoff JW, Kuijpers-Jagtman AM
 "Histologic evaluation of skin-derived and collagen-based substrates implanted in palatal wounds."
 Wound repair and regeneration : official publication of the Wound Healing Society [and] the European Tissue Repair Society 12 (2004) 528-538.

64. Ophof R, van der Loo LM, Maltha JC, Kuijpers-Jagtman AM, Von den Hoff JW
 "Dentoalveolar development in beagle dogs after palatal repair with a dermal substitute."
 American journal of orthodontics and dentofacial orthopedics : official publication of the American Association of Orthodontists, its constituent societies, and the American Board of Orthodontics 138 (2010) 58-66.

65. Oyama N, Bhogal BS, Carrington P, Gratian MJ, Black MM
 "Human placental amnion is a novel substrate for detecting autoantibodies in autoimmune bullous diseases by immunoblotting."
 The British journal of dermatology 148 (2003) 939-944.

66. Pala P, Hussell T, Openshaw PJ
 "Flow cytometric measurement of intracellular cytokines."
 Journal of immunological methods 243 (2000) 107-124.

67. Papadaki ME, Troulis MJ, Glowacki J, Kaban LB
 "A minipig model of maxillary distraction osteogenesis."
 Journal of oral and maxillofacial surgery : official journal of the American Association of Oral and Maxillofacial Surgeons 68 (2010) 2783-2791.

68. Parry S, Strauss JF, 3rd
 "Premature rupture of the fetal membranes."
 The New England journal of medicine 338 (1998) 663-670.

69. Penfield W
 "Amnioplastin: A Warning."
 British medical journal 2 (1940) 668.

70. Politis I, Chronopoulou R
 "Milk peptides and immune response in the neonate."
 Advances in experimental medicine and biology 606 (2008) 253-269.

71. Pruss A, Gobel UB, Pauli G, Kao M, Seibold M, Monig HJ, Hansen A, von Versen R
 "Peracetic acid-ethanol treatment of allogeneic avital bone tissue transplants--a reliable sterilization method."
 Annals of transplantation : quarterly of the Polish Transplantation Society 8 (2003) 34-42.

72. Pruss A, Perka C, Degenhardt P, Maronna U, Buttner-Janz K, Paul B, Muller K, Klumpp C, Bruck JC, Von Versen R
 "Clinical efficacy and compatibility of allogeneic avital tissue transplants sterilized with a peracetic acid/ethanol mixture."
 Cell and tissue banking 3 (2002) 235-243.

73. Rai M, Ramaraj PN, Sharma A
 "Use of amniotic membrane as dressing in cervical necrotizing fasciitis."
 Journal of oral and maxillofacial surgery : official journal of the American Association of Oral and Maxillofacial Surgeons 69 (2011) 1125-1128.

74. Ravishanker R, Bath AS, Roy R
 ""Amnion Bank"--the use of long term glycerol preserved amniotic membranes in the management of superficial and superficial partial thickness burns."
 Burns : journal of the International Society for Burn Injuries 29 (2003) 369-374.

75. Rebmann V, Pfeiffer K, Passler M, Ferrone S, Maier S, Weiss E, Grosse-Wilde H
   "Detection of soluble HLA-G molecules in plasma and amniotic fluid."
   Tissue antigens 53 (1999) 14-22.

76. Rinastiti M, Harijadi, Santoso AL, Sosroseno W
   "Histological evaluation of rabbit gingival wound healing transplanted with human amniotic membrane."
   International journal of oral and maxillofacial surgery 35 (2006) 247-251.

77. Robson MC, Krizek TJ
   "The effect of human amniotic membranes on the bacteria population of infected rat burns."
   Annals of surgery 177 (1973) 144-149.

78. Robson MC, Samburg JL, Krizek TJ
   "Quantitative comparison of biological dressings."
   Surgical forum 23 (1972) 503-505.

79. Roche-Diagnostics
   "roche-applied-science.com"
   abgerufen am 20.06.2011

80. Sabella N
   "Use of the fetal membranes in skin grafting."
   Med Rec NY 83 (1913) 478.

81. Samandari MH, Yaghmaei M, Ejlali M, Moshref M, Saffar AS
   "Use of amnion as a graft material in vestibuloplasty: a preliminary report."
   Oral surgery, oral medicine, oral pathology, oral radiology, and endodontics 97 (2004) 574-578.

LITERATURVERZEICHNIS

82. Singh R, Kumar D, Kumar P, Chacharkar MP
    "Development and evaluation of silver-impregnated amniotic membrane as an antimicrobial burn dressing."
    Journal of burn care & research : official publication of the American Burn Association 29 (2008) 64-72.

83. Sorsby A, Symons HM
    "Amniotic membrane grafts in caustic burns of the eye (burns of the second degree)."
    The British journal of ophthalmology 30 (1946) 337-345.

84. Steinstraesser L, Vranckx JJ, Mohammadi-Tabrisi A, Jacobsen F, Mittler D, Lehnhardt M, Langer S, Kuhnen C, Gatermann S, Steinau HU, Eriksson E
    "A novel titanium wound chamber for the study of wound infections in pigs."
    Comparative medicine 56 (2006) 279-285.

85. Stern M
    "The grafting of preserved amniotic membrane to burned and ulcerated surfaces, substituting skin grafts."
    JAMA 60 (1913) 973-974.

86. Subrahmanyam M
    "Honey-impregnated gauze versus amniotic membrane in the treatment of burns."
    Burns : journal of the International Society for Burn Injuries 20 (1994) 331-333.

87. Szabo A, Haj M, Waxsman I, Eitan A
    "Evaluation of seprafilm and amniotic membrane as adhesion prophylaxis in mesh repair of abdominal wall hernia in rats."
    European surgical research. Europaische chirurgische Forschung. Recherches chirurgicales europeennes 32 (2000) 125-128.

88. Tong X, Xiong Y, Zborowski M, Farag SS, Chalmers JJ
 "*A novel high throughput immunomagnetic cell sorting system for potential clinical scale depletion of T cells for allogeneic stem cell transplantation.*"
 Experimental hematology 35 (2007) 1613-1622.

89. Tuchscherer M, Kanitz E, Puppe B, Tuchscherer A, Viergutz T
 "*Changes in endocrine and immune responses of neonatal pigs exposed to a psychosocial stressor.*"
 Research in veterinary science 87 (2009) 380-388.

90. Tuncel U, Ozgenel GY
 "*Use of human amniotic membrane as an interpositional material in treatment of temporomandibular joint ankylosis.*"
 Journal of oral and maxillofacial surgery : official journal of the American Association of Oral and Maxillofacial Surgeons 69 (2011) 58-66.

91. Tyszkiewicz JT, Uhrynowska-Tyszkiewicz IA, Kaminski A, Dziedzic-Goclawska A
 "*Amnion allografts prepared in the Central Tissue Bank in Warsaw.*"
 Annals of transplantation : quarterly of the Polish Transplantation Society 4 (1999) 85-90.

92. Uimari P, Sironen A, Sevon-Aimonen ML
 "*Whole-genome SNP association analysis of reproduction traits in the Finnish Landrace pig breed.*"
 Genetics, selection, evolution : GSE 43 (2011) 42.

93. von Versen-Hoynck F, Syring C, Bachmann S, Moller DE
 "*The influence of different preservation and sterilisation steps on the histological properties of amnion allografts-- light and scanning electron microscopic studies.*"
 Cell and tissue banking 5 (2004) 45-56.

94. Wolf HJ, Schmidt W, Drenckhahn D
"Immunocytochemical analysis of the cytoskeleton of the human amniotic epithelium."
Cell and tissue research 266 (1991) 385-389.

95. Zhao L, Zhao J, Wang S, Xia Y, Liu J, He J, Wang X
"Evaluation of immunocompatibility of tissue-engineered periosteum."
Biomedical materials 6 (2011) 15005.

96. Zhu KQ, Engrav LH, Tamura RN, Cole JA, Muangman P, Carrougher GJ, Gibran NS
"Further similarities between cutaneous scarring in the female, red Duroc pig and human hypertrophic scarring."
Burns : journal of the International Society for Burn Injuries 30 (2004) 518-530.

8 Danksagung

Erfahrungsgemäß sind für ein Großtierprojekt diesen Ausmaßes eine ganze Reihe von Personen und Kooperationspartnern beteiligt, denen an dieser Stelle ausdrücklich für die durchweg positive Zusammenarbeit und das gute Gelingen des Projekts gedankt werden soll.

Zuerst danke ich Herrn Prof. Dr. Dr. K.-D. Wolff für die Möglichkeit, in seinem Hause zu promovieren. Mein besonderer Dank gilt meinem akademischen Lehrer, Mentor und Doktorvater Herrn PD Dr. Dr. Marco Kesting, der mich seit Beginn meiner Tätigkeit in der Mund-Kiefer-Gesichtschirurgie stets über die Maßen betreut hat und mir bei Fragen stets eine große Hilfe war. Auch meinem Kollegen Herrn Dr. Dr. Nils Rohleder und unserer Laborleiterin Frau PD Dr. M. Stöckelhuber sowie unserer MTA Frau Kaori Ochi danke ich für ihre fortwährende Unterstützung.

Das Arbeiten mit Großtieren stellt hinsichtlich der zu erfüllenden Anforderungen als auch vom Umfang der Betreuung große Anforderungen an eine Arbeitsgruppe. Hier konnten wir uns immer auf die Veterinäre der Klinik für Schweine der Ludwigs-Maximilians-Universität verlassen, welche zu jedem Versuchszeitpunkt eine exzellente tiermedizinische Versorgung gewährleistet haben. Insbesondere dem Direktor der Klinik für Schweine, Herrn Prof. Dr. Dr. K. Heinritzi, ist für die Ermöglichung des Projekts in seiner Klinik zu danken. Des Weiteren danke ich Frau Dr. Susanne Zöls und Herrn Dr. Matthias Eddicks, welche das Projekt von tiermedizinscher Seite mitplanten, sowie Frau Dr. Ute Halfmann, die während kritischen Phasen des Versuches sogar die Nächte in der Schweineklinik verbrachte.

Bei Frau Dr. Enken Drecoll vom Institut für Pathologie der Technischen Universität München möchte ich mich für die Hilfe bei der Auswertung der histologischen Schnitte bedanken. Die umfangreichen durchfluss-zytometrischen Untersuchungen konnten nur durch die engagierte Mithilfe von Frau Dr. rer nat. Julia Albrecht von der Immunmonitoring-Einheit des Instituts für Molekulare Immunologie am Helmholtz Zentrum München gelingen.
Bei der Auswertung der umfangreichen Datenmenge konnte ich auf die Unterstützung von Herrn Prof. Dr. S. Wagenpfeil vom Institut für Medizinische Statistik und Epidemiologie, Lehrstuhl für Medizinische Informatik der Technischen Universität München, zählen, der immer ein offenes Ohr für meine Fragestellungen hatte und Tipps für die anzuwendenden Testverfahren geben konnte.

DANKSAGUNG

Zudem danke ich Herrn Prof. Dr. Lars Steinsträßer sowie den Mitarbeitern der Arbeitsgruppe für Molekulare Onkologie und Wundheilung der Klinik für Plastische Chirurgie am Bergmannheil in Bochum, bei denen ich während meiner Forschungssemester das wissenschaftliche Arbeiten erlernen konnte. In den dort durchgeführten Vorversuchen konnte der Grundstein für das vorliegende Projekt gelegt werden.

Bei der Deutschen Forschungsgemeinschaft und der Daniela und Jürgen Westphal-Stiftung bedanke ich mich für die finanzielle Unterstützung.

Bei meiner Frau Isabelle bedanke ich mich für Ihre stetige Unterstützung und Ihre Geduld bei der Fertigstellung dieser Arbeit.

Ich danke meinen Eltern, die mir viele Türen öffneten.

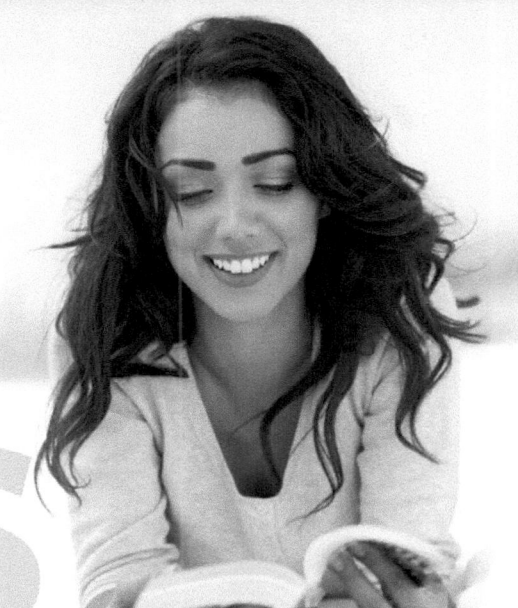

i want morebooks!

Buy your books fast and straightforward online - at one of world's fastest growing online book stores! Environmentally sound due to Print-on-Demand technologies.

Buy your books online at
www.get-morebooks.com

Kaufen Sie Ihre Bücher schnell und unkompliziert online – auf einer der am schnellsten wachsenden Buchhandelsplattformen weltweit! Dank Print-On-Demand umwelt- und ressourcenschonend produziert.

Bücher schneller online kaufen
www.morebooks.de

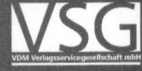 VDM Verlagsservicegesellschaft mbH
Heinrich-Böcking-Str. 6-8   Telefon: +49 681 3720 174   info@vdm-vsg.de
D - 66121 Saarbrücken   Telefax: +49 681 3720 1749   www.vdm-vsg.de

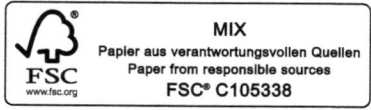

Printed by Books on Demand GmbH, Norderstedt / Germany